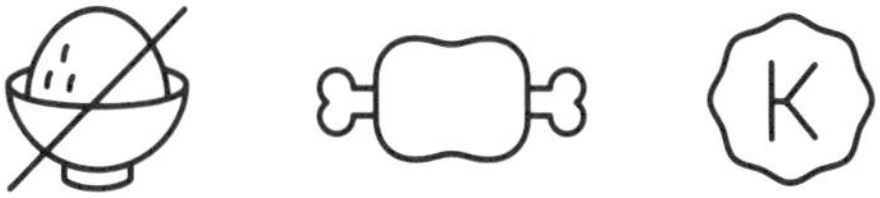

Ketogenic Diet

The healthiest way to lose your weight.

ケトジェニックダイエット

糖質制限+肉食でケトン体回路を
回し健康的に痩せる!

ナグモクリニック東京
アンチエイジング外来医長　斎藤糧三

講談社

たっぷり食べるほど体脂肪がメラメラ燃える！

ケトジェニックダイエットって何?!

糖質制限とともにカラダに必要な栄養素をルールに従って摂ることで、
「ケトン体回路」を回し、体脂肪を燃焼させるダイエット。
最新の栄養学に基づいているため、美しく痩せるだけでなく、誰でも健康に！
＊本書ではケトン体の合成経路のことを「ケトン体回路」と表現します。

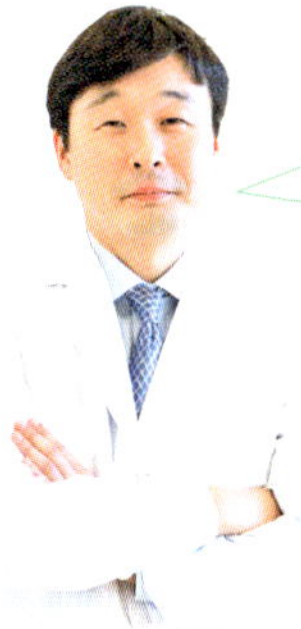

斎藤もケトジェニックダイエットを実行！この本の執筆前は少しメタボぎみでした

斎藤糧三
1973年生まれ・医師
身長168cm

ケトン体回路が回る４つのルール

ルール１
糖質を制限！

ルール２
タンパク質をしっかり摂る！

ルール３
食物繊維・ミネラルをたっぷり摂る！

ルール４
オメガ３脂肪酸を小さじ１杯以上／１日

詳しくは133ページで

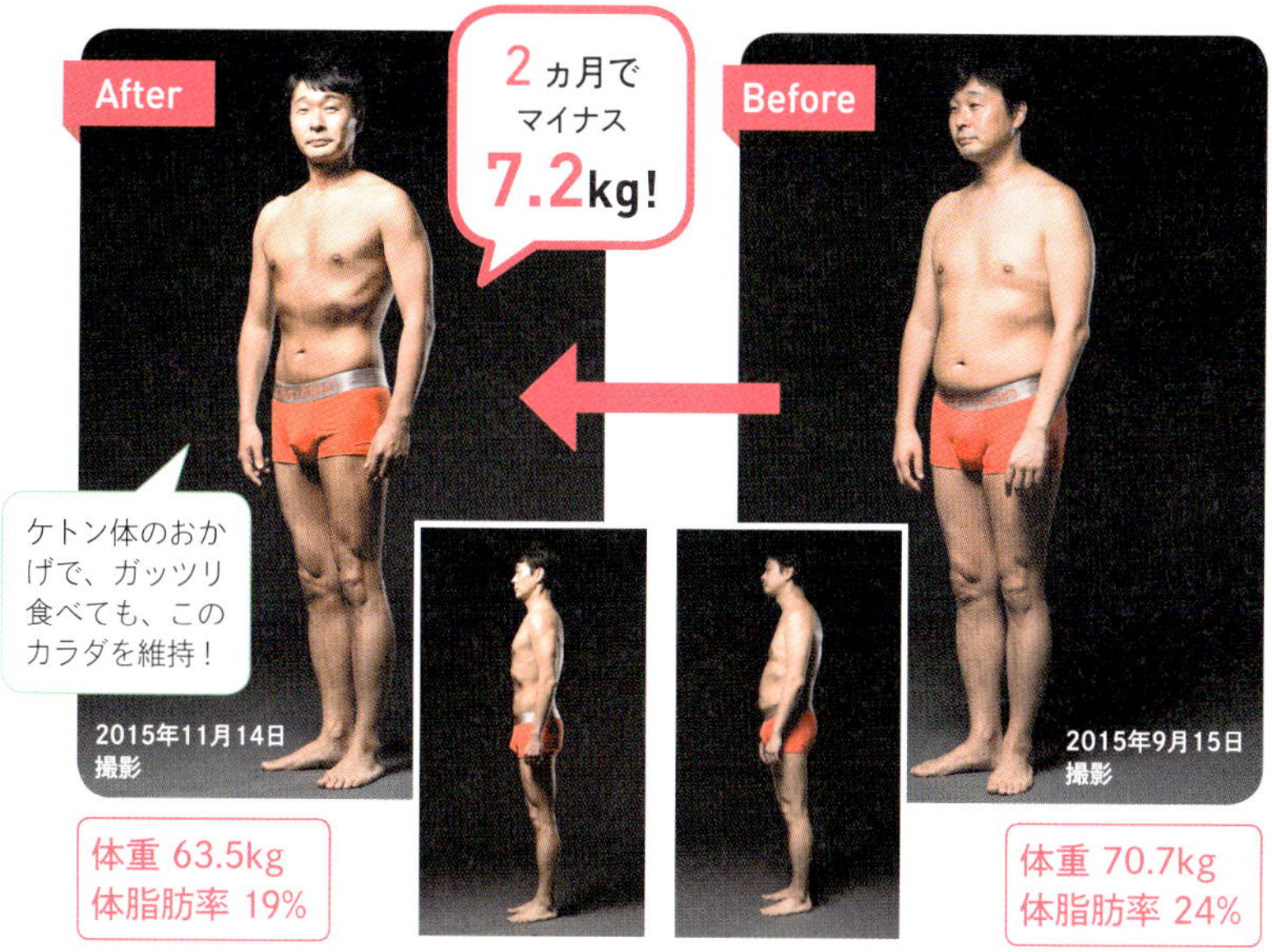

ケトン体回路が回っています！

マイナス
13.4kg!

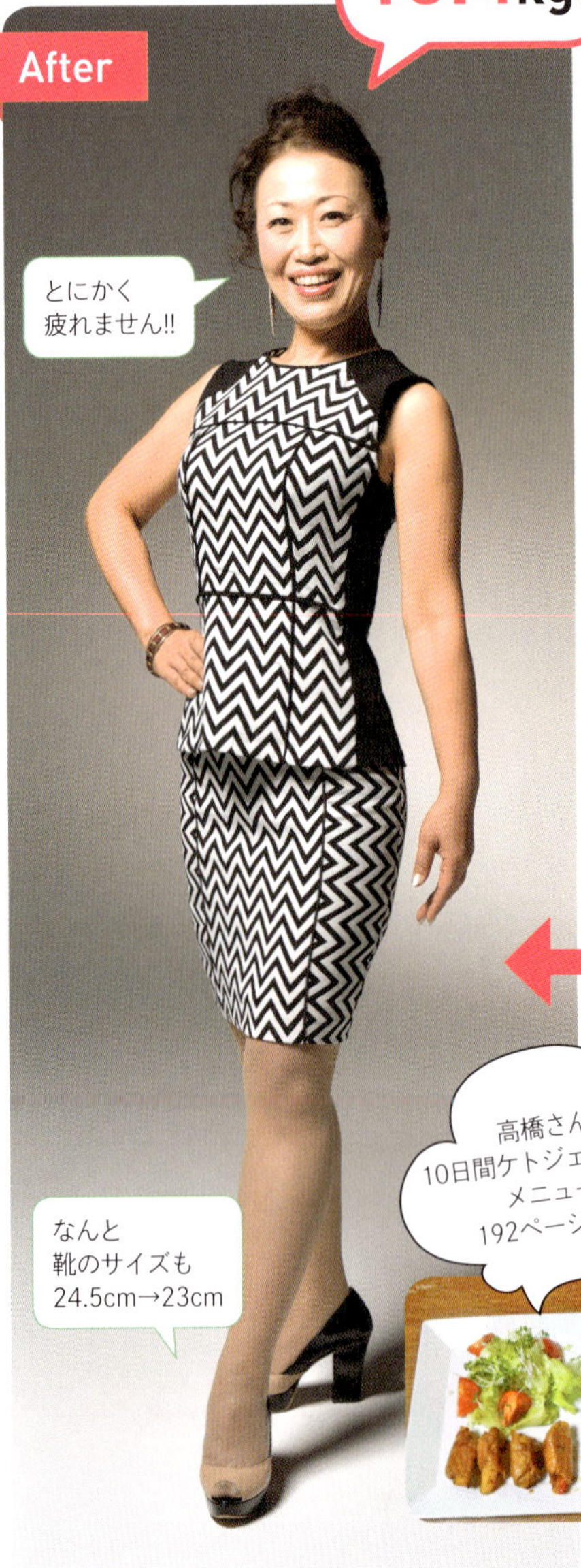
After
とにかく疲れません!!
なんと靴のサイズも24.5cm→23cm

体験報告１ （レポート188ページ）

心身ともに変わった私のハッピーを周囲に分けてあげたい！

高橋恒子さん
1966年生まれ・ケアマネジャー
身長158cm

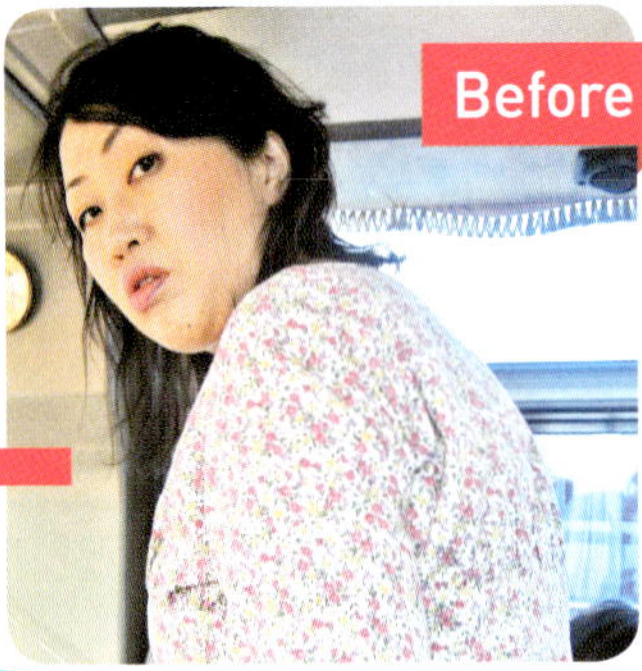
Before

高橋さんの10日間ケトジェニックメニューは192ページ参照！

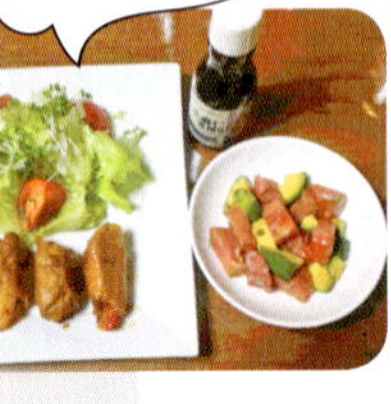

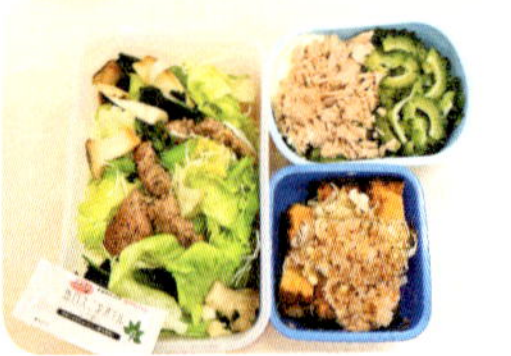

ランチのお弁当も夕飯もお肉や野菜がもりだくさん！　栄養をたくさん摂るほど痩せていきました！

たっぷり食べて、短期間でこんなに痩せた！

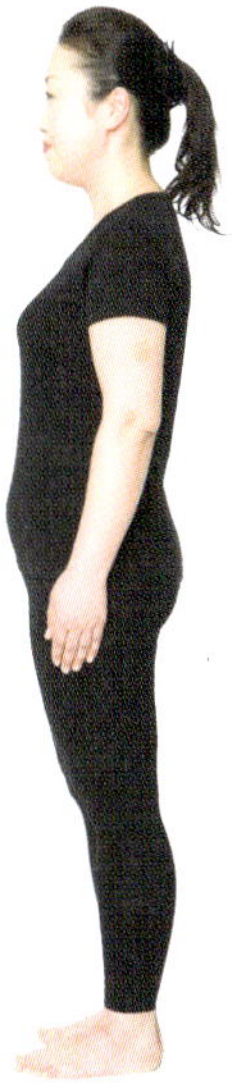

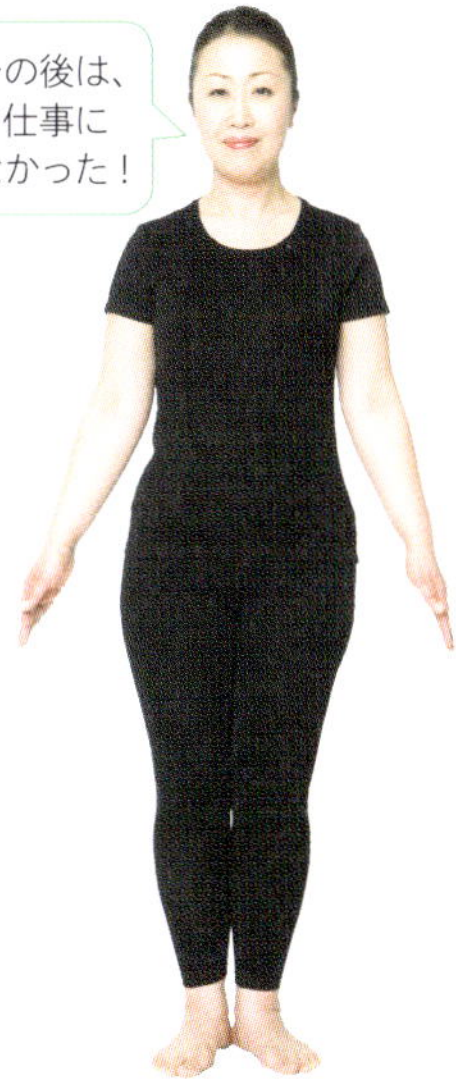

Before

バスト：92cm
アンダーバスト：77cm
二の腕：30.5cm
ウエスト：76cm
へそまわり：87cm
ヒップ：100cm
太もも：59cm
ふくらはぎ：39.2cm

体重 64.3kg
体脂肪率 36.2%

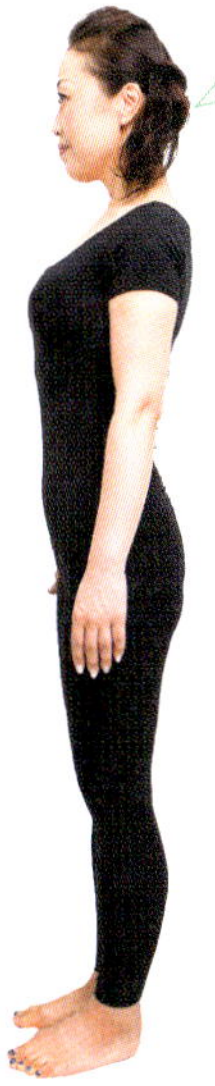
毛髪量も
増えました！

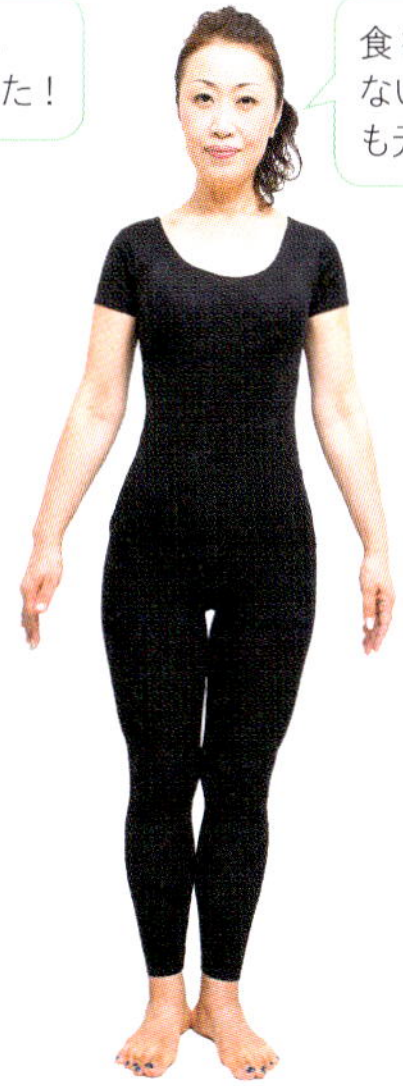
食後も眠く
ないし、いつ
も元気に！

After

バスト：84.2cm
アンダーバスト：72.5cm
二の腕：25.6cm
ウエスト：65.9cm
へそまわり：71.9cm
ヒップ：88cm
太もも：46cm
ふくらはぎ：35cm

体重 50.9kg
体脂肪率 20.6%

写真　集英社「MyAge」より

ケトン体回路が
回っています！

マイナス
32kg!

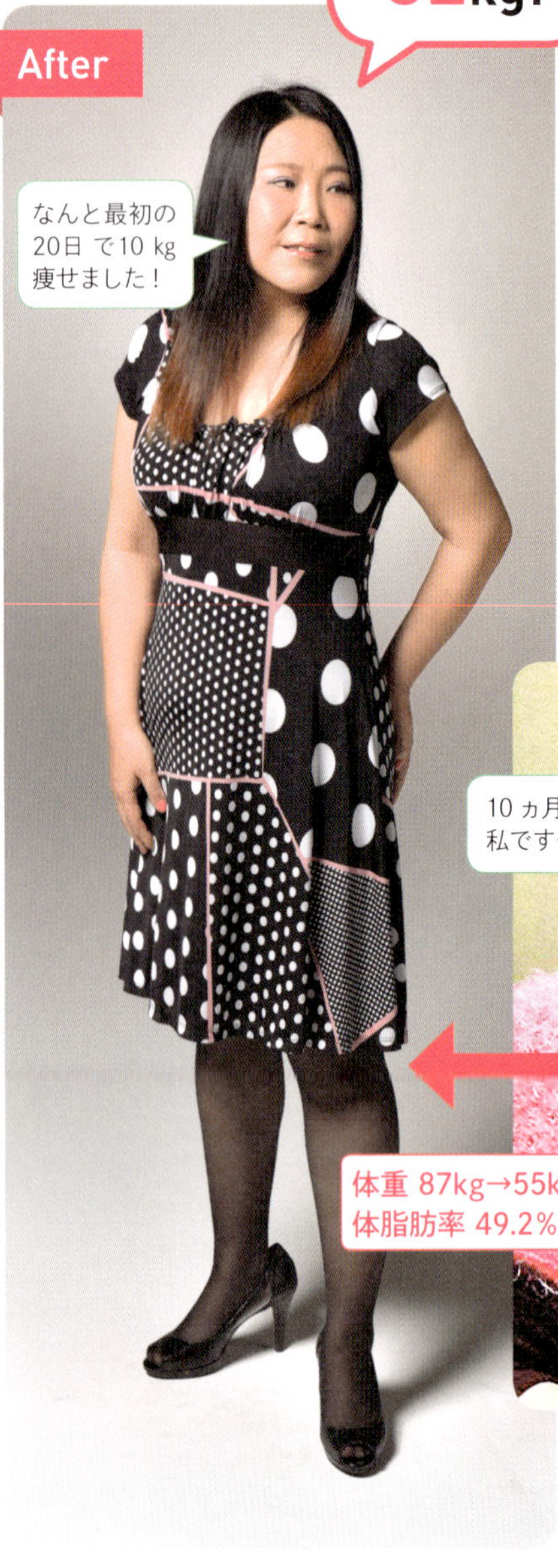
After
なんと最初の
20日 で10 kg
痩せました！

体験報告２ (レポートは196ページ)

がんばらずに続けて10ヵ月で32キロ減！それがこのダイエットの実力です

志賀ウタ江さん
1970年生まれ・会社員
身長154cm

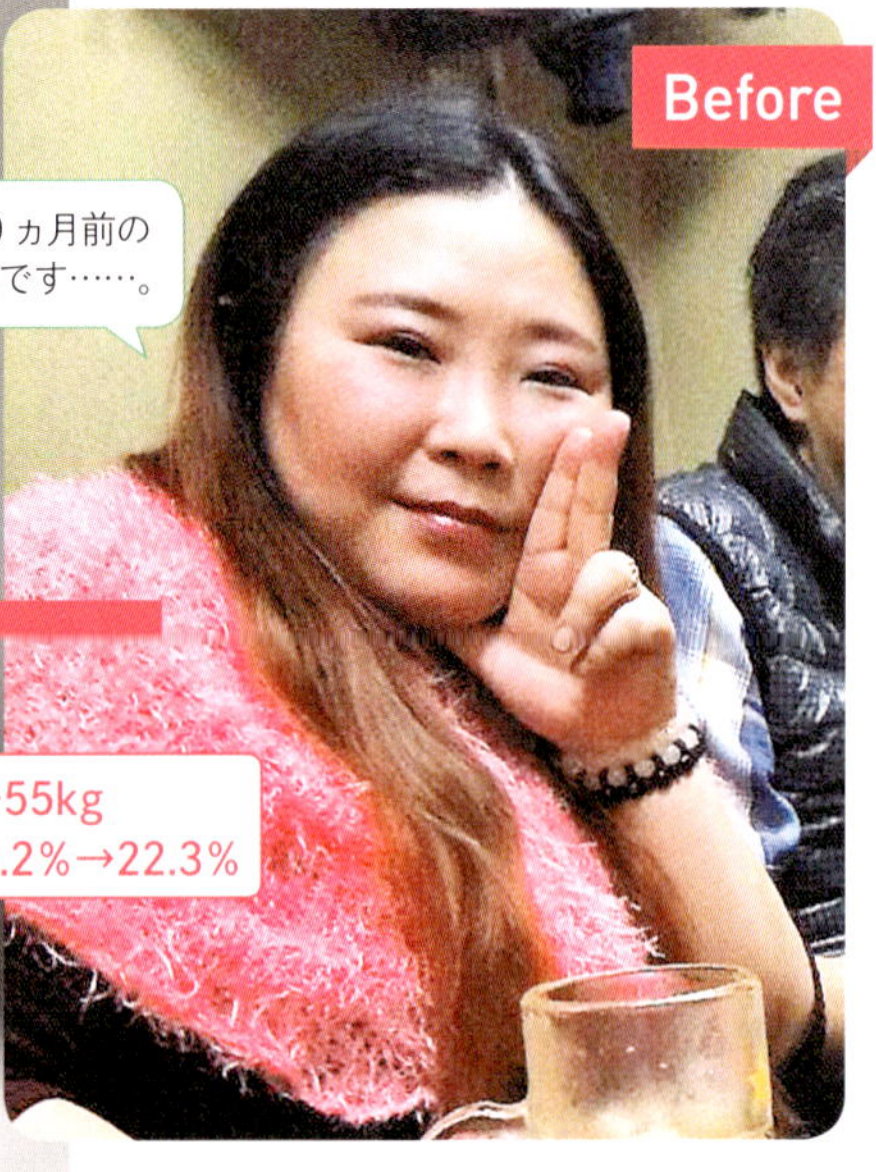

体重 87kg→55kg
体脂肪率 49.2%→22.3%

マイナス
16.3kg!

After

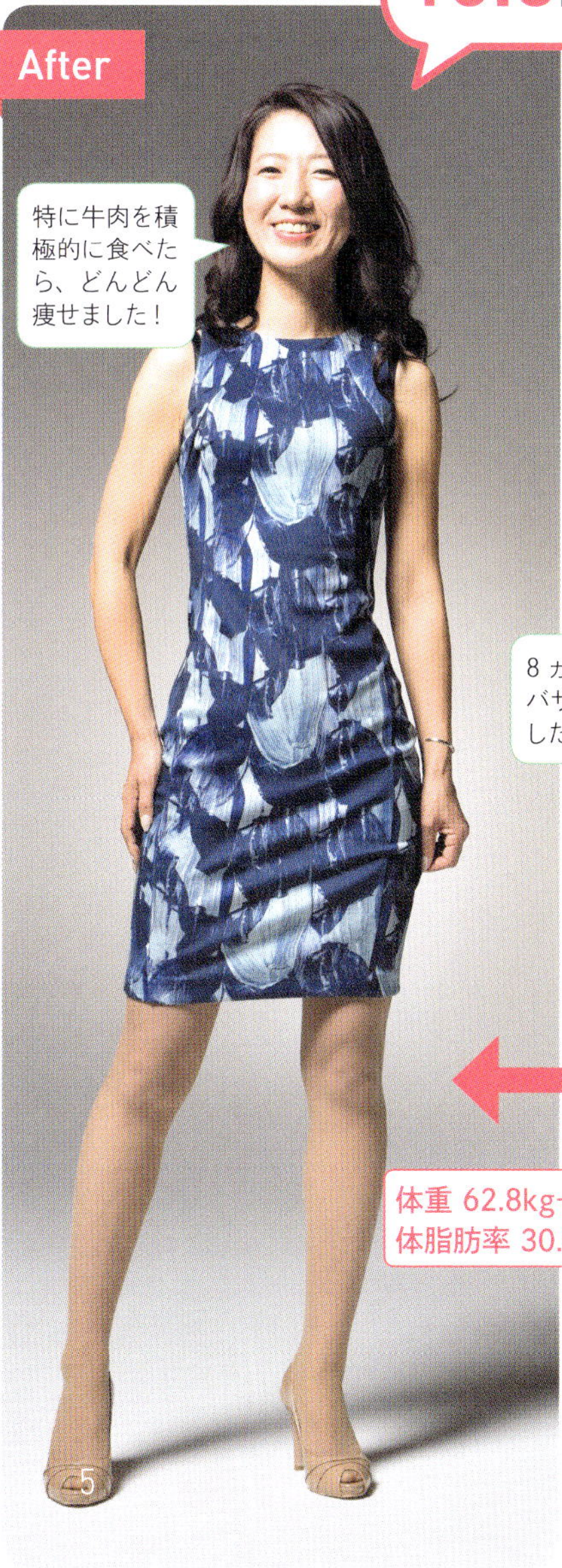
特に牛肉を積極的に食べたら、どんどん痩せました！

体験報告3 （レポートは200ページ）

16キロ減って貧血も改善！夢のような食事法に感謝！

橋本佳代さん
1975年生まれ・ジュエリーコーディネーター
身長165cm

Before

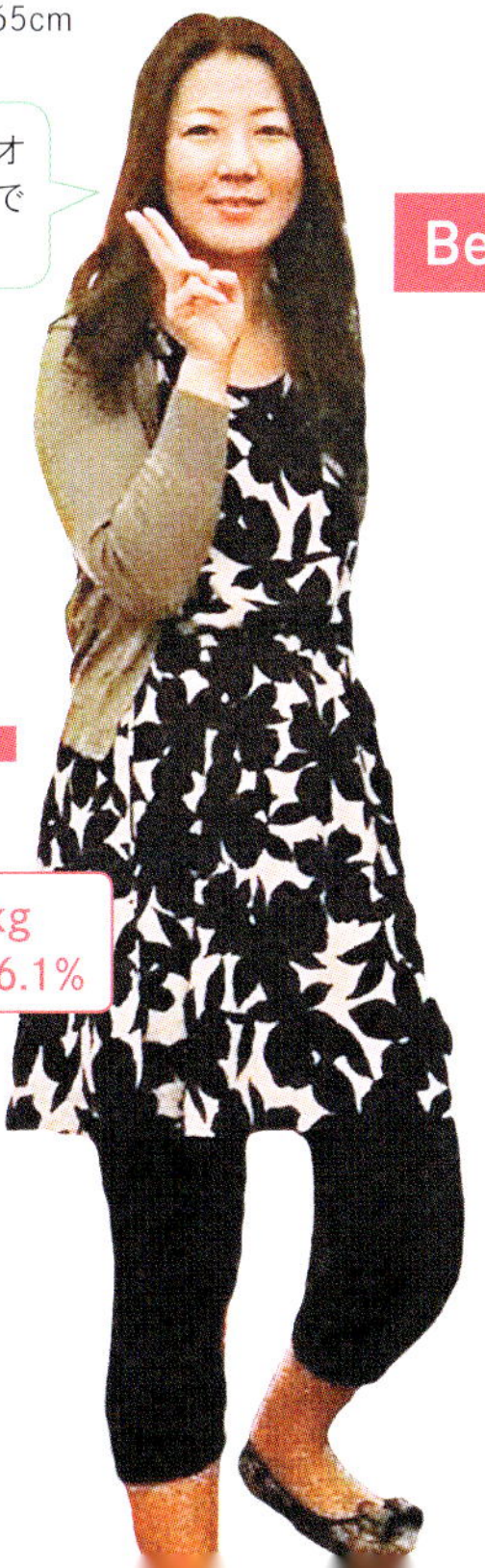
8ヵ月前はオバサン体型でした。

体重 62.8kg→46.5kg
体脂肪率 30.5%→16.1%

ケトン体回路が回っています！

マイナス
9.2kg!

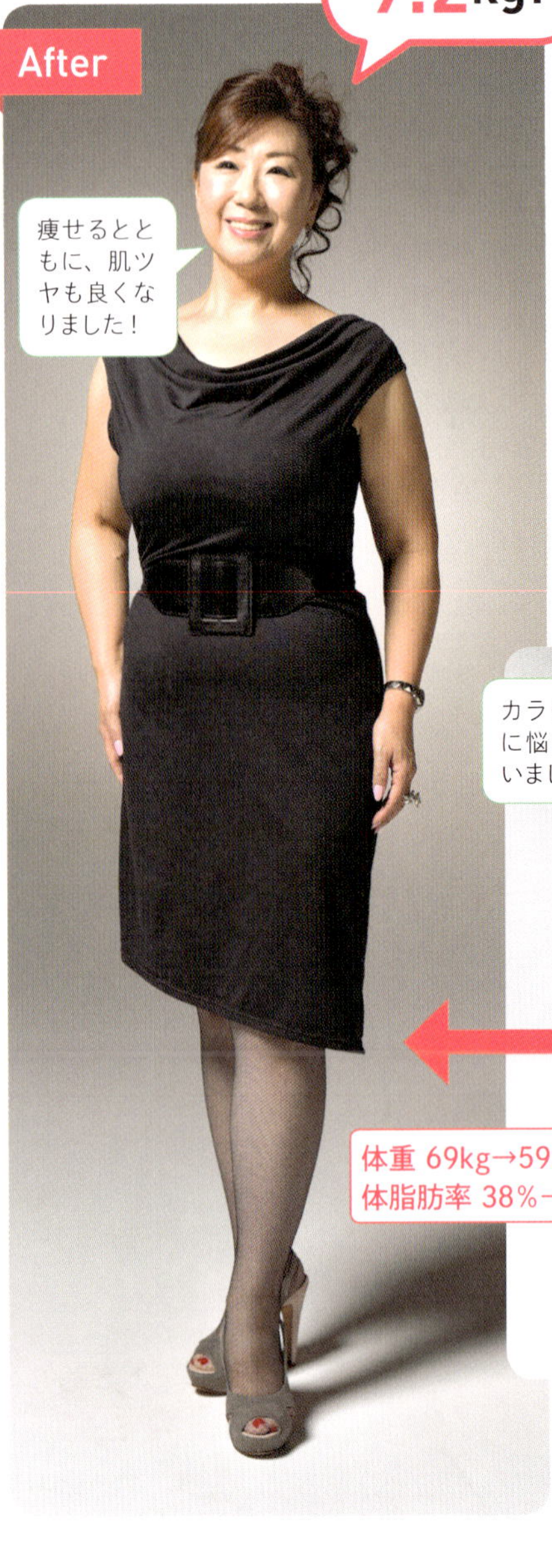
After
痩せるとともに、肌ツヤも良くなりました！

体験報告４ （レポートは204ページ）

40代よりも50代の今のほうが元気で健康になりました！

花村孝子さん
1963年生まれ・ソプラノ歌手
身長159.5cm

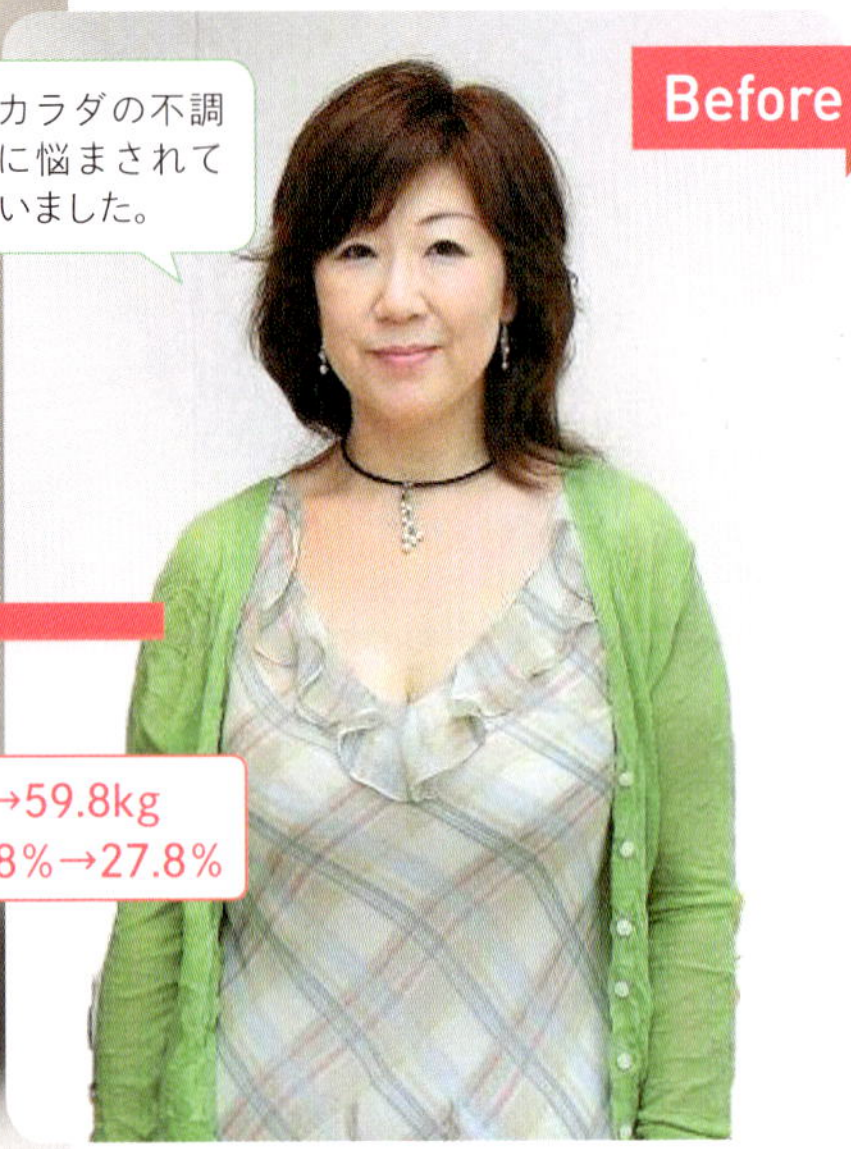
Before
カラダの不調に悩まされていました。

体重 69kg→59.8kg
体脂肪率 38％→27.8％

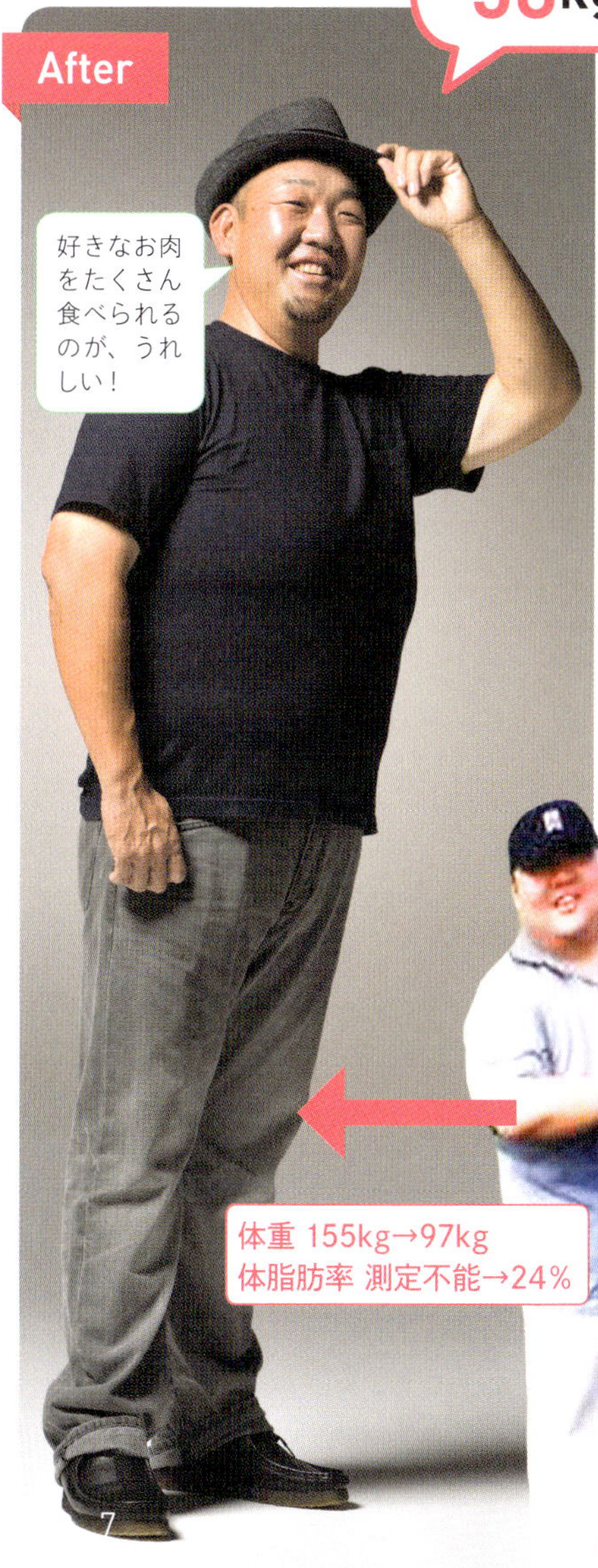
After
マイナス
58kg!
好きなお肉をたくさん食べられるのが、うれしい!
体重 155kg→97kg
体脂肪率 測定不能→24%

体験報告5 (レポートは208ページ)

もう百貫デブとは言わせない!数ヵ月でマイナス58kg!フルマラソンも完走

國丹 均さん
1972年生まれ・会社員
身長170cm

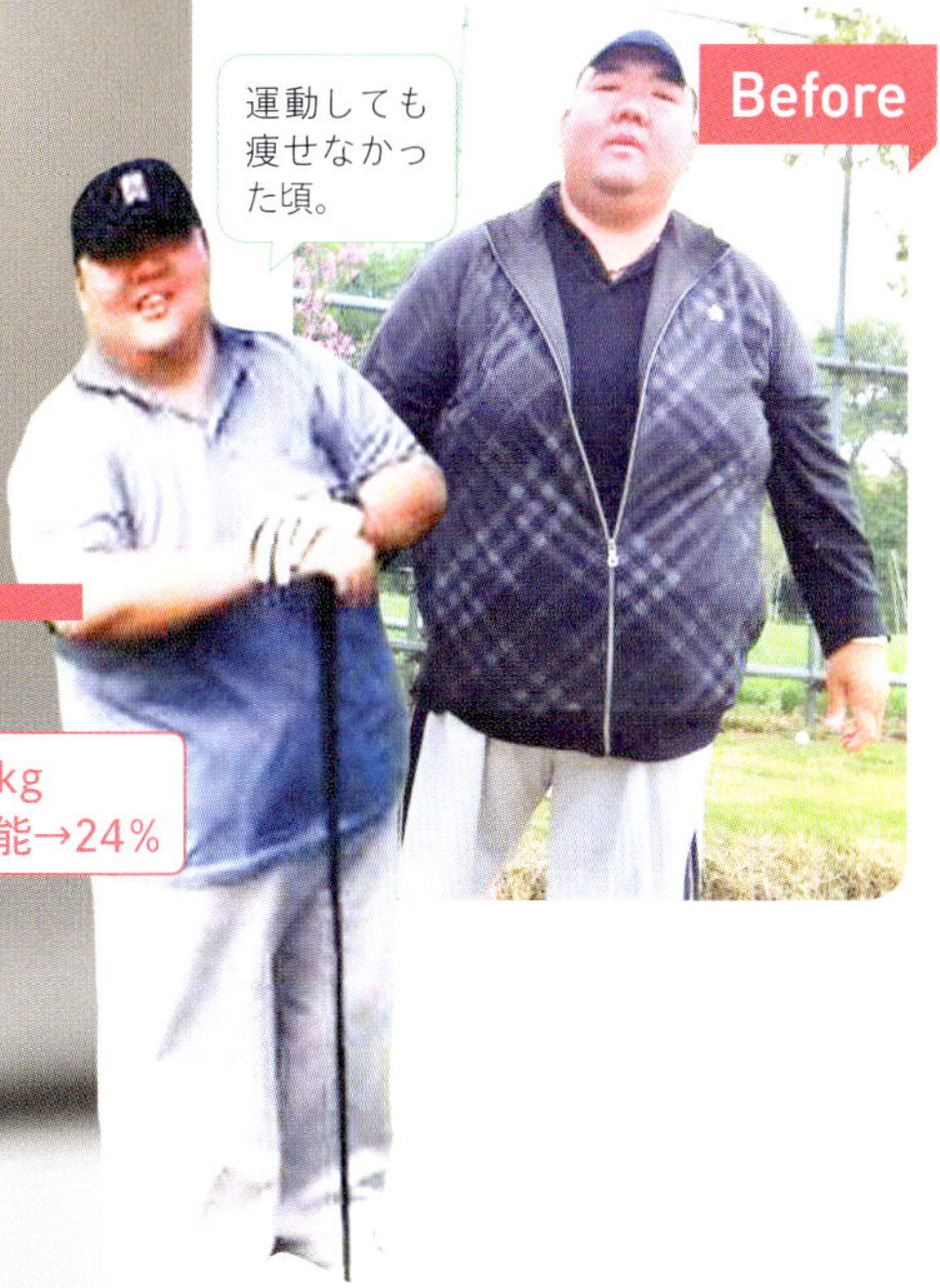
Before
運動しても痩せなかった頃。

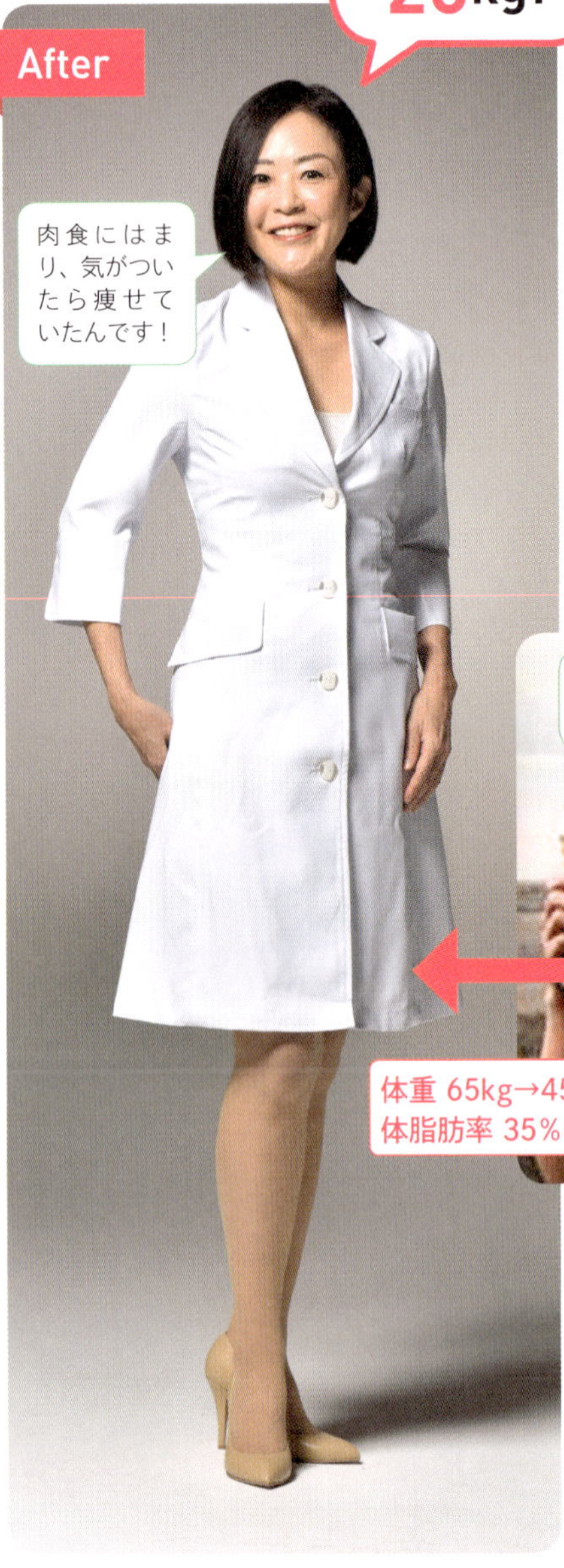
マイナス
20kg!
After
肉食にはまり、気がついたら痩せていたんです！

体験報告6 （レポートは212ページ）

知らずにやっていた肉食ダイエットが、ケトジェニックだった！

麻生れいみさん
1964年生まれ・管理栄養士
身長160cm

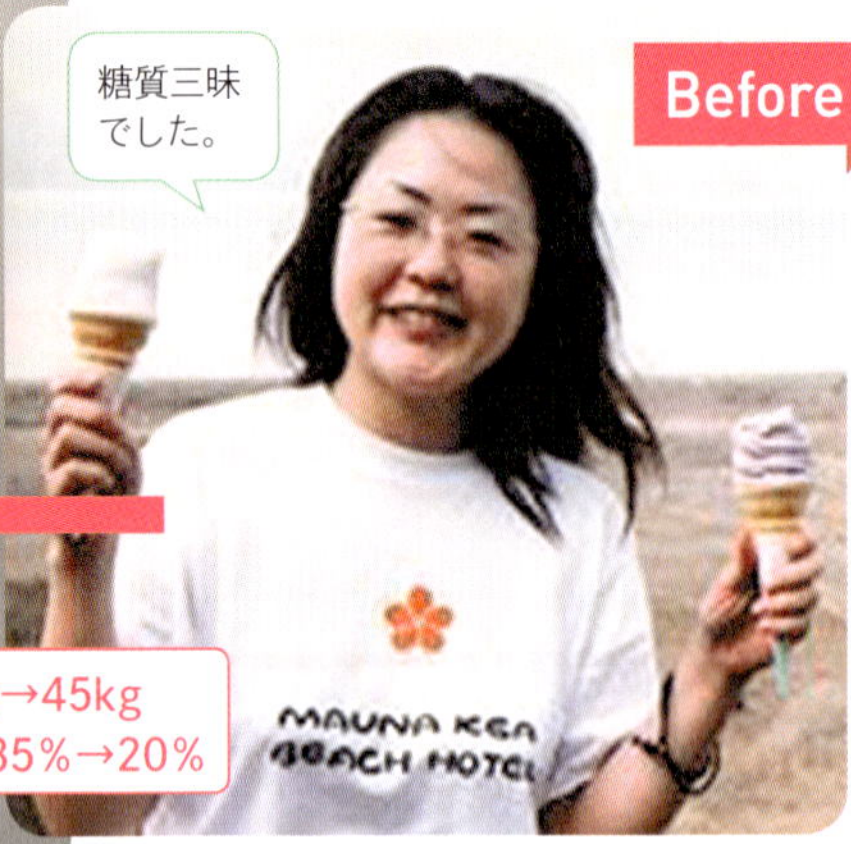

体重 65kg→45kg
体脂肪率 35%→20%

医者が教える科学的で正しいダイエット法「ケトジェニックダイエット」

「ケトジェニックダイエット」を勧める理由

「ケトジェニックダイエット」

この本も、即効性を謳《うた》ったお手軽で奇抜なダイエット法かな？　と思われる方もいるでしょう。残念ながら、その予想を裏切ります。

なぜなら、「ケトジェニックダイエット」は、正しいダイエットの新王道と言っても過言ではないからです。

「ケトジェニックダイエット」とは、糖質制限プラス、タンパク質などの栄養素をしっかり摂って、健康的に、そして短期間で痩せられる、本来あるべき痩身法です。

「ケトジェニック」とは、「ケトン体生成の」という意味。

新しい栄養学に基づいた食事法でケトン体を生成する代謝機構を活発にし、中性脂肪を分解利用。そして、確実に美と健康を手に入れるのです！

詳しくは、のちほどお話しするとして、なぜ医者である斎藤が「ケトジェニックダイエット」を勧めるのか、その理由から説明していきましょう。

日本人は、タンパク質の摂取量が足りていません。**タンパク質が不足しているがゆえに、さまざまな不調を抱えている人がいます。**

斎藤の専門は栄養療法（機能性医学）です。タンパク質が足りない患者さんには、日頃から口を酸っぱくして、「もっと肉や魚を食べましょう」「卵は良質なタンパク源なので、毎日食べましょう」と、指導していました。

ところが、自分自身、食物アレルギーの検査をしてみると、卵のアレルギー反応が高いことに驚きました。

「え？　アレルギー？　症状もないのに？」

卵は幼いころからずっと食べ続けていたのに、自覚症状はほとんどありませんでした。

それから、卵を除く生活をしてみると、自分に起きているアレルギー症状がどんなものだったのか判明したのです。

わかりやすかったのは、卵をやめてから、なんと便が朝1回だけになったことでした。それまでは、牛丼なら生卵を付け、ラーメンなら味付け卵をのせる毎日。卵を含む食事の後は決まって2時間以内に排便。それも火山噴火のように勢いのいいヤツです。じつは、卵アレルギーでお腹を下していただけでした。

それ以降、タンパク質摂取によかれと卵ばかり食べるのはやめ、肉食にシフトしました。30年早くわかっていれば、斎藤の人生は変わっていたでしょう。

そのころから、すぐれたタンパク源・肉の知識を深めていったのです。

「糖質制限プラス肉食」は痩せる

同じころ、アンチエイジング医として仕事をしていた斎藤は、学会でアメリカに行くことも多く、滞在地で名物ステーキハウスに行く習慣が既にありました。卵を減らしたことで肉好きは加速しました。不思議と、高カロリーなステーキを食べ続けても、体調は最高にいい状態で、体重も増えることはありませんでした。

アメリカに「機能性医学会（The Institute for Functional Medicine）」という学会

があります。斎藤はその認定医の資格を2014年に取得しています。機能性医学は、かいつまんでいえば「日常的な病気を根本から治療する」という医学です。

機能性医学では、病気になる原因は、およそ90％が生活環境だと考えます。食生活を改善することで症状の根本的治癒を目指すのです。

斎藤はその考え方に魅せられ、機能性医学会の認定医プログラムに2007年から参加しました。そこでローレン・コーディン先生の「パレオダイエット（原始人ダイエット＝肉食ダイエット）」に出会います。

人類の歴史の中で、農耕が始まったのはつい最近（1万年前）の出来事であり、それまで長い時間（約250万年）を狩猟採集民族として生きてきた。穀物の主食の歴史は実は短い。

人間は未だ肉食動物の特徴を色濃く残しているため、糖質を極力摂らない食生活が現代人にもふさわしいというのが、コーディン先生の考え方です。

アメリカでのパレオダイエットブームのキッカケをつくった彼のプレゼンテーションに触れ、「日本人に乳製品、卵のアレルギーが多く、肉類に対するアレルギーがほとんど見られないのは、食歴の影響が大きい」と確信しました。

一方、日本での「糖質制限」は、京都・高雄病院の江部康二《えべこうじ》先生、東海大学名誉教授の大櫛陽一《おおぐしよういち》先生、日本医科大学大学院・先端医学研究所教授の太田成男《おおたしげお》先生らが、糖尿病や耐糖能障害の患者向けに、糖質制限食を活用されたのが先駆けです。

日本糖尿病学会の専門医・研修指導医である北里大学北里研究所病院の山田悟《やまださとる》先生は、糖尿病治療の専門医の立場から、新しい「糖質制限食」が取り入れるに値するものだということを数々のエビデンスから証明してくださいました。おかげで幅広い分野で、糖質制限食が注目されるようになったのです。

斎藤の糖質制限食との出会いは、２０１０年に大櫛先生のお話を伺ったとき。テーマは「超低糖質食の生理学」。**カロリーの高いバター30gを摂っても血糖値が全く上がらないグラフは、衝撃的でした。**そして、脂質を多く摂る糖質制限食は、「ケトン食」と呼ばれ、てんかんの治療法としても歴史があることを知りました。

そこで、「あれ、これは健康的に痩せるのではないだろうか?」と思った次第です。

肉とサラダの食事こそ健康的

２０１１年は、東日本大震災によっていろいろな変化がありました。

当時は、国内の牧草は放射性物質で汚染され、それを食べた肉牛が出荷されたとニュースに。

そんなとき、「ドクターズレストラン」のプロデュースの依頼があったのです。

そこで斎藤は「タンパク質の摂取不足を解消でき、放射性物質対策にもなる食の提案をしたい」と欲張りなことを考えました。

もちろん、国産の肉は使えません。海外の赤身肉はまだ日本人には馴染みがない。そこで、レストランの目玉にするのに、アメリカで食べてきた「ドライエイジングビーフ」(乾燥熟成肉)を提案。

ドライエイジングビーフは、酵素の働きで肉質がやわらかくなり、また、アミノ酸も増えるので、とても美味しい。しかも、カビによる多様な熟成香を楽しめる。「日本人はとりこになる」と確信しました。

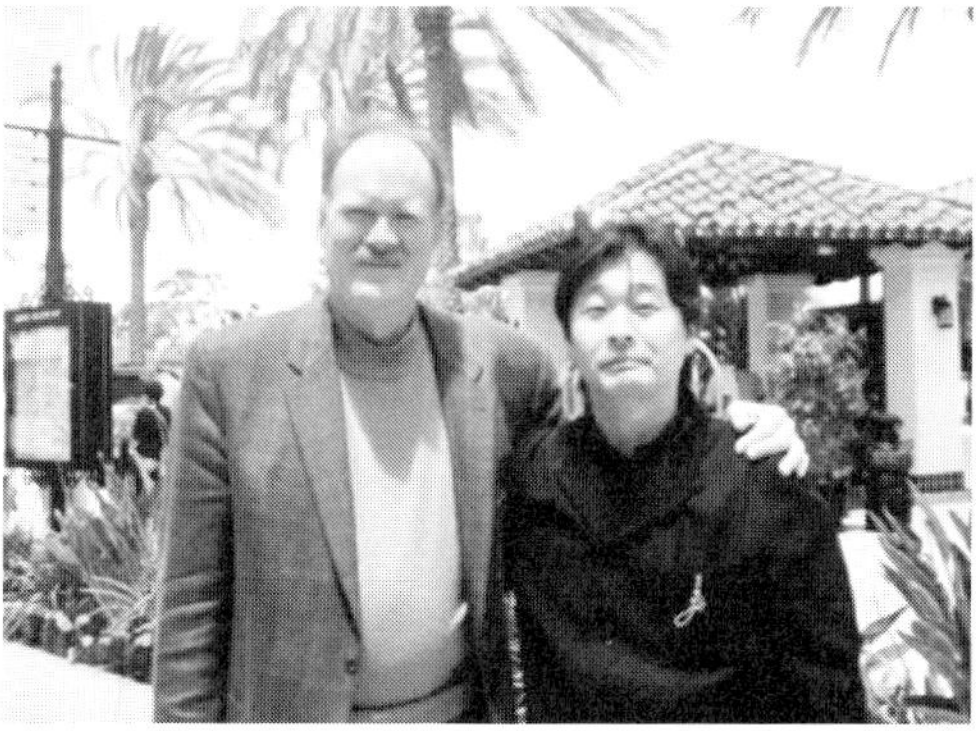

「慢性疾患の根本的な治療法」の確立とその教育を目的に、
「機能性医学会」を創立したジェフリー・ブランド先生と。
彼のプレゼンテーションは驚きの連続でした！

でも、医者が肉をたくさん食べろなんて言っていいのか？

あちこちの牛肉をいろいろ調べてたどり着いたのが、ニュージーランド産の牧草牛（牧草飼育牛）でした。カラダにいいオメガ3脂肪酸はリッチで、しかも国産の肉よりも安全。タンパク質源としては最高の食材でした。

肉には野菜を合わせて、酸とアルカリのバランスを整えなくてはいけません。そのドクターズレストランでは、肉とともにサラダもたっぷり食べられるようにしました。

当時はまだ確証はなかったのですが（無

論あとで検証しました）、肉とサラダの食事は高カロリーにもかかわらず、太ることなく、健康的に痩せられるのではないか？　パンやごはんを減らして肉を増やせば腹もちも良く、低糖質食になる。これがのちに「ケトジェニックダイエット」という痩身法につながっていきます。

まさにアンチエイジング健康法

当時、順天堂大学大学院教授であった白澤卓二《しらさわたくじ》先生にも、肉をたっぷり食べれば健康的に痩せられるという痩身法への可能性に共感していただきました。

そして研究対象にしていきましょうと話は進んでいきます。

その後、ケトジェニック回路は長寿関連遺伝子の活性化をともなうといった論文がカリフォルニア大学サンフランシスコ校の島津忠弘《しまづただひろ》先生、エリック・バーデン先生らによって発表されていることにたどり着き、「ケトジェニックダイエットで日本人の健康増進に貢献できる」と確信しました（後に、ケトジェニックダイエットが抗酸化力をあげるメカニズムも解明されます）。

そうして2013年。白澤卓二先生と「一般社団法人日本ファンクショナルダイエット協会」を立ち上げ、正しい糖質制限食を教える「ケトジェニックダイエットアドバイザー養成講座（ケト検）」を発足させたのでした。

ちょっと勘違いされがちなのですが、この協会は痩身法を教えるところではありません。受講生は、斎藤の専門「機能性医学」のアイコンである「ファンクショナル栄養学」、すなわちカラダが本来持っている機能を目覚めさせる食事法、健康を取り戻す食生活について勉強します。それがケトジェニックダイエット。

白澤先生と斎藤はケトジェニックダイエットを、痩身法であると同時に抗酸化力を引き上げる「アンチエイジング健康法」に昇華させたのです。

今までの糖質制限はカラダをこわす？

2012年から2013年は、糖質制限ダイエットが大ブレイクした時期。あらゆるところに、炭水化物抜きで痩せた人がいました。

糖質の摂りすぎがメタボリックシンドロームの元凶であることに気づいてもらえたのはよかったのですが、日本人はもともとタンパク質不足。**糖質制限をすると筋肉などのタンパク質が使われてしまう**ことを皆さんご存じないので、低タンパク質での糖質制限ダイエッターが増えてしまったのです。

この危ないダイエットを実践した友人から「風邪が１ヵ月以上続き、人生で最悪の体調不良だ」と相談を受けたとき、「これはどうにかしないと大変だ！」と思いました。

健康な成人ならまだしも、老人や成長期の子供、ましてや妊婦がやったら子や孫の世代まで影響が出てしまう。そこで、「正しい糖質制限」を説く本を出すことにしました。

２０１６年2月。「ケトジェニックダイエットアドバイザー養成講座」の受講者は４００名近くになり、アドバイザー認定者は１２０名を超えました。

一般の方はもちろん、医療関係者、栄養士、スポーツトレーナー、企業の開発者、飲食業従事者、エステティシャンなど、健康や痩身に関わる方々に勉強してもらうことができ、「正しい糖質制限」は広がっています。

肉をたくさん食べてどうして痩せられるのか？　健康になり、見た目が若々しくなるのはどうしてなのか？

この本で、一つひとつ解き明かしていきましょう。

目次

糖質制限＋肉食でケトン体回路を回し健康的に痩せる！
ケトジェニックダイエット

CHAPTER 1 なぜ肉を食べると痩せるのか？

CHAPTER 2

本当にこわい「糖質」の話

CHAPTER

3 ケトン体で健康的に痩せるしくみ

CHAPTER 4

ケトジェニックダイエットのルール

たっぷり食べてお酒も飲んでOK！

CHAPTER 5

実践！ケトジェニックダイエット

外食派もうちメシ派も、続ける秘訣はこれ！

CHAPTER 6

ケトジェニスタたちの体験記

CHAPTER 7

Q&A おさらい・素朴な疑問

CHAPTER

1

なぜ肉を食べると痩せるのか？

健康で美しい人は肉を食べている

かつてファッションモデルは筋肉のないガリガリ体型が当然でした。特に日本人女性モデルは痩せることにばかり必死で、無理な食事制限で不健康になっている人が多かったと記憶しています。

近年は、欧米のスーパーモデルやセレブリティの影響か、日本でも栄養バランスや運動に気を使い、健康的なボディバランスのモデルが増えています。

彼女たちの食生活は、朝から肉と野菜をもりもり。

メディアでも「美しい人は肉を食べている」「肉を食べてきれいになる」といった、嬉しい特集も組まれるようになりました。

そして2015年にやってきたのが空前の肉食ブーム。

ステーキハウスのオープンラッシュ、ステーキチェーン店の台頭、熟成肉の人気、肉フェスや肉イベントの盛り上がり。

それは牛肉に留まらず、馬肉や羊肉にまで波及。特に、女性の肉食化（文字通りの肉食です、肉食系ではなく）は目を見張るものがありました。

「肉食女子会」の文字が大いに目立ち、ついには、肉好き女子のための肉フェス「肉食女子博」まで開催され、大盛況と相成ります。

「カロリーが高いものが太る」のウソ

ステーキハウスや焼き肉店などから出てくる女性を見ていると、太っている人はあまりいません。

それどころか、「わりときれいどころ」がこぞって肉食女子会をしていることがわかります。

彼女たちは、肉は食べてもどんぶり飯は食べないタイプ。

最近の「きれいどころ」たちの顔には特徴があります。

大抵は糖質制限をしている顔です。糖質制限をしている顔、していない顔が、斎藤にはわかるようになりました。

ケトジェニックダイエットは、糖質制限ダイエットのひとつですが、そもそも痩せるより先に、健康になることを目的にしている点で、他の糖質制限ダイエットと一線を画しています。

糖質を控えるだけでなく、タンパク質をはじめ、重要な栄養素をもれなくしっかり摂るのが特徴。

タンパク質源として肉をお勧めすると言うと、決まって「カロリーの高いものを食べてどうして痩せられるの？」「肉や油は太るのでは？」などと突っ込まれるでしょう。

「肉は痩せます！」なんてやたら声を大きくしても、最新の栄養学に興味がない人には届きません。

でも、痩せるのです。

カロリーが高いものが太るというのは単に通説に過ぎなかったのです。

「ごはんや麺類より、肉を食べるほうが痩せるなんて信じない」と言いながら、実際に自分でやってみた人は、大抵ぐうの音も出なくなります。

肉を食べすぎても1ヵ月で5kg痩せた女性

たとえば、女性誌の読者参加企画。

40代、50代の女性5名がケトジェニックダイエットを1ヵ月間実践しました。スタートする前に血液検査を行ったのですが、ほぼ全員がタンパク質欠乏。加えて、鉄と亜鉛不足が顕著でした。


なかでも、年中外食で野菜が嫌いという偏食気味な女性は、完全に脂肪肝、そして糖尿病一歩手前の数値でした。

ケトジェニックダイエットにおいては、決められた量以上の食物繊維（ダイエタリーファイバー）をしっかりと摂るのが約束（詳細は145ページ参照）のため、彼女は一日分の野菜を朝食代わりのスムージーで摂取。

肉は好きなので、「こんなに肉を食べたら太るに決まっているのに、大丈夫なんですか?」と嬉しそうにしながら、半信半疑。

ケトジェニックダイエット中は、食べたものすべてを写真に撮って送ってもらうのですが、チェックしていた管理栄養士が、彼女の肉の摂取量がなんだかおかしいと言うのです。どう見ても多いと。

よく聞いてみると、必要なタンパク質量を間違えて、摂りすぎていました。

彼女の体重からすると、ケトジェニックダイエット中、1日に摂るべきタンパク質は60～65gほど（体重によって、摂取量は異なります。詳細は140ページ参照）。

もし肉だけで考えた場合、1日300～350g食べることで、1日の必要量60～65gのタンパク質をクリアできます。

ところが、彼女はどこでどう間違えたのか、1食でステーキ300gを食べると勘違い。最初の1週間、おかしいと思いながら毎食300gのステーキを食べていたというのです!

肉を食べすぎても1ヵ月で約5kg痩せた女性

56歳女性（身長160cm）
[ケトジェニックダイエットを1ヵ月実施]

Before 61.0kg 体脂肪率32%（脂肪量19.5kg）
After 56.3kg 体脂肪率30.2%（脂肪量17.0kg）

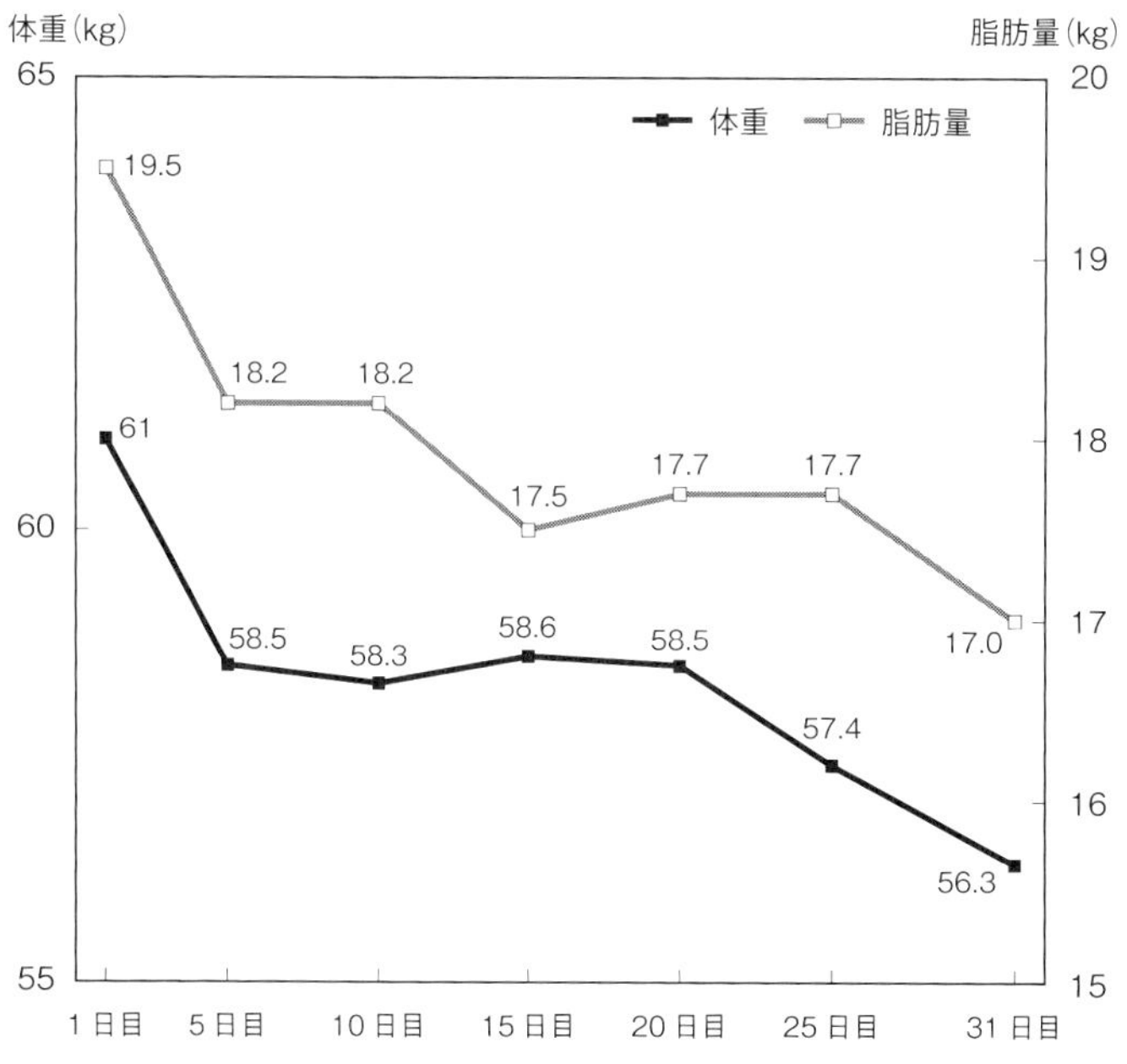

脂肪量に注目！　1ヵ月間で、ジワジワと減っていきました。
●数字上だけでなく、ボディラインも大きく変化。
ウエスト－8.7cm、へそまわり－7.5cm、ヒップ－4.6cmと、いわゆる「メタボ体型」を脱出！
●血液検査の結果では、GOT/GPTが18/25→19/20＝脂肪肝パターンが改善！
●HbA1c（ヘモグロビンA1c）が6.0→5.6＝糖尿病手前の数字が改善！

©JFDA日本ファンクショナルダイエット協会

それでも彼女は、他の誰よりも効果がはっきり目に見えていました。1ヵ月で5kg近く痩せたのです。肉を食べすぎていたというのに。

さらにケトジェニックダイエット後の血液検査の数値は、見事に正常値に改善していたのです。

彼女ほどではなくとも、他のメンバーも揃って結果を出し、見た目も明らかに若々しくなりました。

痩せにくいと言われる更年期の女性でも、1ヵ月のケトジェニックダイエットでここまで変われると実証してくれた一件でした。

「糖質制限だけダイエット」は間違っている!

さて、肉食ブームと糖質制限ブームが、ほぼ時を同じくして訪れたことはラッキーでした。先にも述べたように、タンパク質を十分に摂らない間違った糖質制限ダイエットをする人が増えていたからです。

糖質を摂りすぎていた人（太っている人の大半はこれ！）が糖質を制限すると、面白いように痩せられます。

ただし糖質をカットすると、カラダは筋肉などから糖質をつくり出すしくみをよけいに働かせます（詳しくは後の章で）。

そこで、タンパク質不足が起こり、カラダを壊す人が出てくるのです。

「糖質制限でカラダがボロボロになった」

そんな人はこれからも後を絶たないのではないかと思います。


糖質制限が悪いのではありません。

むしろ糖質をカットすることはメリットがほとんど。他の栄養素を無視した「糖質制限だけダイエット」が間違っているのです。


糖質を制限しつつ、タンパク質などの栄養素をしっかり摂るのが「正しい糖質制限＝ケトジェニックダイエット」です。

ここ重要ですから、赤線引いておきましょう。

流行りの「MEC食《メック》」は食物アレルギーが心配

糖質制限をしながら、タンパク質の摂取を勧めるメソッドとしては「MEC食」もあります。

MECとはMeat Egg Cheeseの頭文字を取った言葉。文字通り「肉、卵、チーズ」の3つを中心に食べる食事法です。

MEC食で目安としているのは、1日あたり【肉200g（何の肉でもよい）・卵3個以上・チーズ120g（6Pチーズの6個分）】。

これらをひと口30回噛んで食べるのがルール。

タンパク質がたくさん摂れる点で、これはとても優れています。この3つの食材ならご近所のスーパーでいつでも手に入るので、誰でも実行しやすい。価格がリーズナブルなのもなかなかです。

ＭＥＣ食で気にかかるのは、食物アレルギーです。

既に報告しましたが、斎藤は卵アレルギー。遅延型（非即時型）食物アレルギーの場合、症状が隠れていることが多く、アレルギーと知らずに食べ続けていることが少なくありません。

食物アレルギー検査の結果を多く見ていますが、自覚症状のない人でも3人に2人は陽性反応の食べ物があり、その常連がヨーグルトやチーズを含む乳製品、そして卵です。いま現在アレルギーがない人でも、これらを**毎日大量に食べ続けることは、アレルギーのリスクが高くなります**。それがやや心配なのです。

糖質制限は、21世紀を代表する「健康法」になっていくはずですが、安全な糖質制限だけが残っていってほしいと願います。

最近は徐々に「肉を食べると痩せる、美しくなる、健康になる」ことを実証してくれる方々が増えているわけですが、日本人、特に女性がどれだけタンパク質摂取に無関心であるか、そしてタンパク質の重要性についてお話ししておかなければなりません。

なぜタンパク質が必要なのか？

タンパク質は三大栄養素（タンパク質・炭水化物・脂質）のひとつです。

カラダを構成している筋肉、骨、皮膚、髪の毛、歯や爪、臓器、血管、血液、ホルモン、酵素……など、ほとんどのものの材料となります。

カラダの大部分がタンパク質でできていると言っても大袈裟ではありません。

タンパク質は最大20種類のアミノ酸から構成されていて、どのアミノ酸がどういう順番で並んでいるかで、タンパク質の種類や働きに違いが出ます。

ヒト（幼児をのぞく）は20種のアミノ酸のうち、11種類は体内で合成することができますが、9種類はつくれません。「トリプトファン」「スレオニン」「リジン」「バリン」「ロイシン」「イソロイシン」「メチオニン」「フェニルアラニン」「ヒスチジン」の9つです。

これらは、ひとつでも不足すると健康を維持できないもの。なのに体内でつくれないだけでなく貯蔵しておくこともできません。

そこで、食べ物から毎日摂らなければならないものとして「必須アミノ酸」と呼ばれています。

この必須アミノ酸をバランスよく含んでいるのが肉。

肉が良質のタンパク質と呼ばれるのはそのためです。

タンパク質不足は、さまざまな不調を招く

では、タンパク質が不足すると、どんなことが起きるのでしょう？

簡単に考えるとカラダの土台をつくる材料がないので、どこかに支障が出る＝健康でいられなくなることは想像がつくでしょう。

その前に、「あなた、タンパク質が不足していますよ〜」というとてもわかりやすいサインがあります。それはみかんやオレンジを食べたときに手足が黄色くなること。

これは明らかにタンパク質が足りていない証拠です。あの黄色は緑黄色野菜や柑橘類に含まれる「カロテノイド」で、これらを血液中に届けてくれるのがタンパク質。タンパク質が不足するとこれらを必要な組織にきちんと届けられないため、手足など、末端の皮膚に沈着して黄色くなるわけです。

また、日本人女性に多い「むくみ」。これがタンパク質不足が原因で起こることはあまり知られていません。

むくみは細胞と細胞の間にある水分（細胞間質液）が異常に多くなるために起こる現象。細胞間質液が増えてしまうのは「アルブミン」というタンパク質が不足するからです。

「万能タンパク質」などとも呼ばれるアルブミンは、血液の中のタンパク質の60％以上を占め、さまざまな物質を運ぶ舟のような働きを持っています。

アルブミンは、血液内で一定の濃度が保たれているのが普通ですが、タンパク質を摂らないと不足して濃度が薄くなります。

すると血液中のアルブミン濃度を保つために血液内の水分が血管の外に漏れ出てしまい、細胞間質液が増える。つまりそれが「むくみ」なのです。

野菜中心の食生活をしていて水太り気味の人、日常的にむくみがある人は少なくないでしょう？　それはタンパク質が不足している可能性が高いと言えます。

むくみを取ってくれる着圧ソックスが爆発的に売れている現状。それでは根本的な解消にはなりません。女性はタンパク質不足にもっと気がつくべきです。

肉を食べると冷え性も改善される

そして、「冷え」に関しても、タンパク質が意外にも大きく影響しています。

体温を生むのは主に筋肉で、カラダを動かさなくとも熱を発生させます。

筋肉の量を適切に保つためには、筋肉の材料＝充分なタンパク質が必要なことは明らかです。


さらに、冷えを解消するために注目したいのが「ＤＩＴ（食事誘発性熱産生）」。

ＤＩＴとは、食べ物を摂取した後、消化と吸収のために代謝が上がることを指します。


食事をすると安静にしていてもカラダが温かくなるのは、ＤＩＴによるものです。

ＤＩＴは１日に消費しているカロリーの約１割を占めるので、この大きさはダイエット効果にも影響します。


タンパク質を摂取したとき、摂ったカロリーの約30％がＤＩＴとして消費され、体温を上げます。

それに対し、糖質のみ摂取の場合は消費量は約６％。

タンパク質のＤＩＴはずば抜けて大きく、食べながらもカロリーを消費していることがわかります。

肉を食べると、カラダが温かくなるのは気のせいではありません。

タンパク質が足りないとＤＩＴが低く、冷えが起こりやすいことを自覚しましょう。

タンパク質不足は精神的な不調にもつながる

また、タンパク質不足は「心」にも影響を及ぼします。

タンパク質は、脳内で気分を左右している神経伝達物質の材料でもあるためです。

神経伝達物質には「セロトニン」「ドーパミン」「アドレナリン」「ギャバ」などがあります。これらは、前述の必須アミノ酸を経由してつくられます。

タンパク質を摂取し、必須アミノ酸を毎日カラダに摂り入れないと、精神的に不安定になります。

特に顕著なのはセロトニンの不足。

気持ちの切り替えや気分を安定させる働きのあるセロトニンが足りなくなることは、うつ病の一因と考えられています。

セロトニンは安眠を誘うホルモン「メラトニン」をつくる材料でもあるため、タンパク質不足は不眠にもつながるわけです。

不眠、落ち込み、イライラ、うつっぽいなどは、更年期の不調にも似た症状ですが、女性ホルモン低下の前に、実は単純にタンパク質不足が原因であることも少なくありません。

そういう方々はタンパク質をしっかり摂ってもらうと、とたんによく眠れるようになり、うつっぽい症状も軽くなります。

肉を食べてもカラダが酸性に傾かないしくみ

動物性タンパク質を多く摂ると、血液が酸性に傾きやすくなるからと、肉を控える人も少なくありません。

タンパク質が足りないと私たちのカラダはどうなるの？

症状	原因
むくみ（浮腫）	アルブミンが不足し血管外の水分が漏れ血管に戻らなくなる
筋肉が減る、皮膚、髪、爪がもろくなる、傷が治りにくい	原料不足
血管、歯茎、骨が弱くなる	タンパク質であるコラーゲン、鉄、ビタミンCの不足
腸が弱る、消化が悪い	酵素の低下、腸管の萎縮
貧血	ヘモグロビン減少による酸素不足
代謝の低下	酸素運搬（貧血、血流）、エネルギー（ATP）合成酵素の不足
体調の低下、睡眠障害、うつ	ホルモンの不足、神経伝達物質の不足
免疫力の低下	抗体生成の低下、気道などのバリアー低下（コラーゲン不足）
老化、抗酸化力の低下	抗酸化物質の運搬（カロテノイドの運搬）、抗酸化物質自体の減少
肝機能低下	酵素や解毒タンパク質の不足

©JFDA日本ファンクショナルダイエット協会

酸性に傾くのは、肉を食べるとアミノ酸が増え、体液は酸性に傾こうとするからです。それを中和するために、体内でアルカリ性の性質があるカリウム、カルシウム、マグネシウムなどの「アルカリ金属」が消費されます。

アルカリ金属のひとつ、マグネシウムはセロトニンの合成にも必須で、神経の興奮を静める作用があるのですが、野菜嫌い&肉が大好きな人で、妙にイライラするなら、それはマグネシウム不足が疑われます。

マグネシウムは意外にも穀物に多く含まれるので、単純に糖質を制限しはじめるとマグネシウム不足になり、イライラだけでなく、マブタの痙攣《けいれん》、足がつる（主にふくらはぎがつる「こむら返り」）人が多いことも覚えておきましょう。

自己流で糖質制限をはじめた人は、このような栄養不足による症状が現れると、「糖質制限は危険だった」などと早合点することになります。

ケトジェニックダイエットで、肉とともに野菜や大豆もたくさん食べることを推奨する理由のひとつは、糖質制限で不足するマグネシウムを補うためです。

アルカリ金属を含む野菜や大豆製品を肉と一緒に摂ることで、その不足を解消するのです。

また、タンパク質から神経伝達物質がつくられるときには、ビタミンB群が必要なので、これも欠乏しないように野菜や大豆製品も食べましょう。

肉を食べれば老けない理由①
コラーゲン合成に欠かせない栄養素が満載！

カラダは水分を除くと、ほとんどがタンパク質。

特にカラダを支える骨格筋には「コラーゲン」というタンパク質が欠かせません。

皮膚もコラーゲンでできていることはよく知られています。

ふかひれやすっぽんなど、コラーゲンを多く含む食品を食べると、「翌朝プルプル美肌になる」などと言われる反面、従来の栄養学では、コラーゲン食品にはあまり意味がないという見解もあります。

コラーゲンを口から摂取しても、体内ではアミノ酸やペプチド（アミノ酸が2〜3個結合したもの）に分解されてから吸収されるため、たくさん摂ったからと言って皮膚にコラーゲンそのものが増えるわけではないというのです。

しかし、斎藤の専門である栄養療法（機能性医学）の視点から言えば、コラーゲン食品を摂ることはちっとも無駄ではありません。

コラーゲンを多く含む食品が消化吸収されるとき、カラダはコラーゲン独特のアミノ酸の複合体を感知。

「お、コラーゲンでつくられた組織がどこかで破壊されている！」と勘違いします。その結果、コラーゲンをせっせとつくるようになるのです。

このように、コラーゲン鍋などを食べた翌朝、肌がプルプルになると実感することには、ちゃんと裏付けがありますから、大手を振って美肌効果を報告しましょう。

コラーゲンの材料摂取はふかひれやすっぽんからでなくても大丈夫。

コラーゲンの合成に欠かせないタンパク質や鉄、ミネラルは、肉、特に牛肉に充分多く含まれています。

牛肉と山盛りの野菜を一緒に食べれば、ビタミンも充分摂れて言うことなし。

肌の潤いが足りない女性はコラーゲン不足、もといタンパク質不足。

今日から積極的に摂ってください。プルプルを実感してください。

他に、コラーゲンが必要不可欠な組織としては、粘膜や血管、歯茎など。ダイエットを繰り返した女性の中には、喉の違和感を感じる人も多いのですが、これはコラーゲン不足で喉の粘膜がうまくつくられないためです。

肌に関して言えば、タンパク質不足は大人のニキビや肝斑の原因にもなります。

タンパク質が不足すると肝臓の解毒機能が低下します。

それによって解毒がうまくいかなくなるため、毒素、老廃物は体内を巡り、皮脂腺にたまったり、体内の炎症を助長してしまうのです。

肉を食べれば老けない理由② 鉄分や亜鉛が豊富

肉がタンパク質源として優れ、特に女性にとって理想的な食材だと思うのは、鉄分や亜鉛といったミネラルがしっかり効率よく摂れるからでもあります。

鉄は血液中の赤血球をつくる主な材料で、全身に酸素を運ぶとても重要な役割を果たしています。にもかかわらず、女性は生理によって大量に血液を失うので、鉄欠乏になりやすいもの。

鉄分が不足すると、酸素が上手く運べなくなり、全身の細胞が酸欠状態になります。たとえば、脳が酸欠になったら、頭痛、集中力・思考力が低下。筋肉なら肩こり。

鉄はコラーゲンの合成にも関係するので、肌がくすんできたり、シミが増えてきた

ら、鉄欠乏による新陳代謝の低下を疑います。

牛、豚、馬、羊、鴨、鶏肉など、特に赤身の部分にはたくさん鉄が含まれています。もちろん牛、豚、鶏のレバーも大正解。

女性の中には鉄分が足りないからと、こまつなやほうれんそう、プルーンなどを毎日食べている人もいます。

でも、動物性食品に含まれる鉄と、植物性食品に含まれる鉄はそもそも性質が違い、吸収率にも差があります。

動物性食品に含まれる「ヘム鉄」は吸収率がとても高いもの。植物性食品に含まれる鉄は「非ヘム鉄」と言い、吸収率が低いのです。

日本人は、摂っている鉄の量は少なくないのですが、吸収のよくない非ヘム鉄のほうが多いのが問題です。

また、肉の中でも特に亜鉛を多く含むのが牛肉です。

亜鉛は日常の食材からはなかなか摂りにくく、唯一牡蠣《かき》に多く含まれるイメージがあります。でも牡蠣に劣らず牛肉も亜鉛が豊富です。

亜鉛は細胞の新陳代謝に関わるミネラルです。

タンパク質をきちんと機能させるうえで不可欠なのが亜鉛。約３００種類の酵素の働きを助ける作用があります。

亜鉛が欠乏すると、味覚障害、嗅覚障害、皮膚炎、傷が治りにくい、脱毛などさまざまなトラブルを引き起こします。

特に味覚障害はよくある症状。味を感じるのは舌にある味蕾《みらい》ですが、この細胞は短い周期で生まれ変わる特徴があり、その新陳代謝の際にたくさんの亜鉛を必要とします。

亜鉛が不足すれば味蕾の細胞の新陳代謝が上手くいかず、味覚障害を引き起こしてしまうのです。

鉄分は肉から摂る。

これが常識になれば、女性はもっと美しく健康になれるでしょう。

タンパク質不足は痩せにくい

タンパク質が健康面や美容面に影響を及ぼすことが、なんとなくわかったと思いますが、ダイエットの面からはどうでしょう？

ずばり！　タンパク質不足はそのまま太りやすさにつながってしまいます。ここはきちんと把握しておきたいところです。

ヒトは、静かに横になっているときでもカロリーを消費しています。これを「基礎代謝」、その量を「基礎代謝量」と呼びます。

呼吸をする、体温を保つ、脳や内臓を動かすなど、生命の維持に最低限必要なエネルギー（カロリーと同義語）のことです。

1日に消費するエネルギーのうち、基礎代謝量が占めるのは平均すると約70％。かなりの割合を占めています。

無論、基礎代謝量は人によって違います。基礎代謝量が高い人は、じっとしている間にもカロリーを着々と消費し、低い人は大してエネルギーを消耗しません（燃費がよいというべきか）。

基礎代謝量のうち、脳や内臓の代謝量は皆ほぼ同じ程度。人によって差が付くのは、筋肉の代謝量です。それは筋肉の量によって大きく変わります。

筋肉量が多い人は必然的に基礎代謝量が高くなり、太りにくい体質に。筋肉不足の人は自ずと太りやすい傾向になります。

筋肉量を増やして代謝量をアップするには、筋肉を収縮させるという運動が大切。でも、運動と同じくらい大切なのが材料の確保です。材料はもちろんタンパク質。**タンパク質を摂らずして、筋肉量を増やす、そして基礎代謝量を増やすことはできません。**

筋肉は、ヒトが眠っている間にも休みなく分解と合成を繰り返し、組織が新しく生まれ変わっています。

すなわち、材料がなければその筋肉量をキープするどころか、徐々に減り、基礎代謝量が下がっていく。

太りやすくなるのは当然のことなのです。

「ケトジェニック」とは何か？

ところで、日本では「ダイエット」というと、ずばり「痩せること」「減量」ととらえています。でもこうなったのは、ここ30年ほどのこと。

英語の「diet」は古代ギリシャ語の「diaita（「生活習慣」という意味）」から転じた言葉で、「日常の食べ物・食生活」という意味だったようです。やがて「健康や美容を維持するための食事法・治療法」の意味になりました。

そう、痩せるという意味ではありません。

日本でダイエットと言えば、１９８０年代はまだ「痩せるために食事制限すること」の意味でした（この時点で間違えているのですが）。それが'90年代になると、ダイエット＝「痩せることそのもの」にすり替わってしまったのです。

ケトジェニックダイエットの「ダイエット」の意味は、本来の英語の意味「食事法」として使っています。

「ケトジェニック（ketogenic）」は「ケトン体生成の」という意味の英語です。

ケトン体については後で説明するとして、「ケトジェニックダイエット」を語るとき、「ケトン食療法」に触れないわけにはいきません。

これは、てんかんの食事療法として日本では1970年頃から知られ、'90年代にようやく取り入れる医師も出てきたもの。抗てんかん剤やACTH（ホルモン療法）で発作が抑えられない、難治性てんかんに対する治療法のひとつなのです。

「ケトジェニックダイエット」は健康になる食事法

てんかんの治療法としての「ケトン食」は、あくまで抗けいれん作用のみを求めたもの。斎藤が提唱するケトジェニックダイエットは、このてんかん療法とはまた違った食事法です。

ケトジェニックダイエットを広めるべく、白澤先生と「一般社団法人日本ファンクショナルダイエット協会」を設立した際、ベースにしたのが最新の機能性医学に基づいた「ファンクショナル栄養学」。

斎藤の専門、機能性医学では、慢性的な不調や疾病を防ぐ習慣として、第一に食生活を考えます。それが「ファンクショナル栄養学」です。

この栄養学に則って現代人の食事を見直し、「健康を手に入れるための栄養の組み立て」を考案したのが、日本ファンクショナルダイエット協会が定めるケトジェニックダイエットでした。

一般的にケトジェニックダイエットと言うとき、「ケトン体の働きを利用したダイエット」「ケトン体を出す食事法」を指すこともあります。

その場合、多くは本協会が定義づけたケトジェニックダイエットとは異なります。協会で定めるケトジェニックダイエットは、安全で健康効果が高いオリジナルのメソッドです。

ややこしい話ですが、ケトジェニックダイエットには「広義のもの」と、「てんかんの食事療法」「協会独自」のものの、3種類あるということ。

もちろん、本協会のケトジェニックダイエットは、一般の健康な方が、より健康的に痩せることが目的ですから、安心して始められます。

「ケトジェニックダイエット」のすごい効果

これまでに、ケトジェニックダイエットを実践した人を数多く見てきていますが、始めた目的が「痩せるため」だったとしても、みなさん結果的にそれ以外のメリットをいろいろ実感しています。

不調が改善され、より健康になり、さらにすばらしいことが起こります。

では、ケトジェニックダイエットを実践した方々が、実際に感じた効果を挙げてみましょう。

日本ファンクショナルダイエット協会で把握しているものだけでも次のようなもの

があります。

ルックスの変化

◎余分な体脂肪が減る　◎筋肉量を減らさずに痩せる　◎顔色がよくなる　◎乾燥肌の改善　◎肌にハリが出て若々しく見える　◎髪、爪のツヤがよくなる　◎髪の毛の量が増える　◎まぶたがスッキリして目が大きく見える

健康の実感

◎疲れにくくなる　◎集中力が増す　◎元気が出る　◎イライラしなくなる　◎ふつか酔いしにくくなる　◎食後、眠くならない　◎熟睡できる　◎目覚めがスッキリする　◎イビキをかかなくなる　◎食欲が正常になる　◎味覚が敏感になる

不調や病気の改善

◎貧血の改善　◎便秘の改善　◎冷え性の改善　◎むくみの改善　◎糖尿病の改善
◎機能性低血糖の改善　◎脂肪肝の改善　◎高血圧の改善　◎逆流性食道炎の改善

◎アトピー性皮膚炎の改善　◎花粉症の改善　◎睡眠時無呼吸症候群の改善　◎うつ症状の改善　◎更年期の不調の改善　◎メタボリックシンドロームの改善　◎偏頭痛の改善　◎歯周病の改善

その他、動脈硬化の予防、認知症予防、がんの再発予防などのエビデンスも続々と報告され、ケトジェニックダイエットは、医療としても俄然注目が集まっています。

ケトジェニックダイエットでなぜこのようなことが起きるのか、これから順に説明していきましょう。

タンパク質摂取と日本人の死亡率

食事の欧米化により動物性タンパク質（肉・魚）摂取が急速に増加。脳溢血などの脳血管疾病に由来する死亡率が急速に減ったのは食の欧米化によるタンパク質摂取が増え、血管が丈夫になったためとも推測できます。

日本国民の動物性タンパク質摂取量推移

	1960年	1980年
動物性タンパク質摂取量	24.7ｇ/日	39.2ｇ/日

日本国民の死亡率推移

		高度成長後（1975年）	平成不況後（2006年）
男性	平均寿命	71.73歳	79歳
	脳血管疾病による死亡率	265人/10万人・年	99.6人/10万人・年
	心疾患による死亡率	150人/10万人・年	134.5人/10万人・年
女性	平均寿命	76.89歳	85.81歳
	脳血管疾病による死亡率	183人/10万人・年	103.6人/10万人・年
	心疾患による死亡率	106.3人/10万人・年	139.7人/10万人・年

出典：厚労省・人口動態統計

Column 1

SNSで活気づく！　糖質制限ダイエット「共有しあうから、がんばれる！」

糖質制限系の食事法は、SNSで大きな広がりを見せています。とりわけFacebookでは、糖質制限系のコミュニティ（グループ）が目を見張るようなヒートアップぶり。斎藤も参加する「糖質制限」グループ（非公開）は、創設から２年も経たずにメンバー１万人超え。「ケトジェニックダイエット」「糖質制限クッキング」などの関連グループを含めると８万人以上が参加する巨大SNSに。仕掛け人はMasaya Shinagawaさん。「糖質制限こそ健康の第一歩なのに、日本ではまだまだ少数派。みんなで手を組み、がんやアルツハイマーにならない食生活、広めたいじゃないですか」と語る本人は、ごくフツーのサラリーマン。自身が糖質制限で中年メタボ体型からスリムで健康的な体型へと激変した経験を持ちます。「健康情報を共有しあうと同時に、ダイエット経過を投稿したり励ましあったり。私は管理運営のサポートをするだけです。オフ会なども頻繁に行っていますので、お気軽にご参加ください！」（Shinagawaさん）

- Facebook「糖質制限」グループ（非公開）
https://www.facebook.com/groups/lchpjp/
- Facebook「ケトジェニックダイエット」グループ（関連グループ／非公開）
https://www.facebook.com/groups/ketojp/

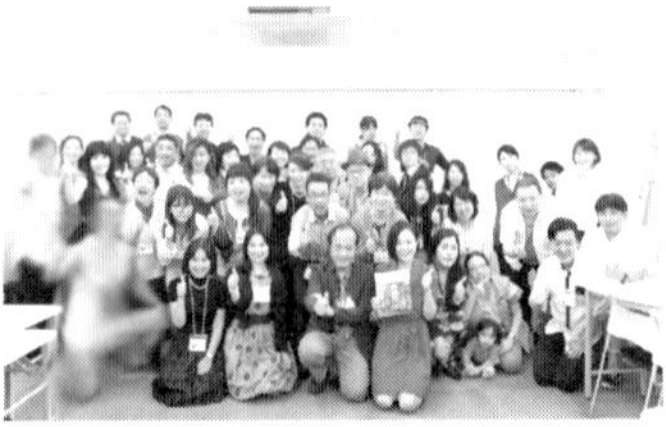

CHAPTER

2

本当にこわい「糖質」の話

カロリー信仰は幻想だった

これまで「痩せる」「減量する」というと物差しにするのはカロリー（エネルギー）でした。

消費するカロリーを、食べ物から摂取したカロリー量が上回ると、あまった分が体脂肪になって太る。

だから摂取カロリーを抑えると、足りない分を体脂肪から消費するので痩せていく、というしくみです。

でも、これでは説明がつかないことが多すぎます。

カロリーとは、「1gの水の温度を1℃上げるのに必要な熱量」のこと。食べ物が「燃える」とき、どの程度の熱を生じるかを数値化したものです。

試験管の中で「燃える」話をヒトのカラダでエネルギーが作られる過程に当てはめるのはかなり強引です。

いまダイエットを語るなら、代謝のメカニズムまで考える必要があるはず。

ヒトは「たき火」ではありません。カロリーが多ければ太る、カロリーが少なければ痩せるわけではありません。なぜカロリーがメジャーなのか？　昔の食物が足りない時代には、「生きていくために必要なエネルギー計算の尺度」として意味があったのです。しかし、飽食の時代には問題があります。

ファスティング（断食）は不健康のはじまり

「カラダは、日々食べたものでできている」とは、昔から言われてきたこと。口で言うのは簡単ですが、よほど食べ物に気を使って生活してきた人でなければ、なかなか実感することは難しいものです。

専門家であっても、です。だからカロリー制限を許してしまうわけです。

運動して、カロリーを消費して体脂肪を燃やすことと、摂取カロリーを減らして痩せることは全く別のこと。後者を行うとカラダがボロボロになることは否めません。

摂取カロリーをセーブした状態が続くと、カロリー不足が続き、代謝のアクセルをゆるめてしまいます。ホルモンの分泌を狂わせます。特に甲状腺ホルモンの低下によって疲れやすく、代謝が悪くなり、どんどん痩せにくいカラダになっていきます。ひどい場合は物忘れなどもおこります。

カロリーの低い野菜ばかり食べて減量した人の肌はきれいですか？髪にツヤはありますか？

カラダをつくるタンパク質を摂ってしっかり痩せた人は、シワやたるみも目立ちません。

そして流行のファスティング（断食）も、斎藤に言わせれば危険な場合も。絶食によって、カラダの中では脂肪の分解が進みます。カラダの毒素がどんどん出てきます。毒素を分解するのは肝臓の役目です。

でも、先にも触れたように、**タンパク質不足は肝臓の解毒機能を低下させます。**

解毒がうまくいかなくてどうしますか。完全な絶食は痩せることは確かですが、健康を害するリスクも考慮すべきです。

そもそも、なぜ太るのか？

一般的に、男性は体脂肪率25％以上、女性は30％以上が肥満と言われています。

体脂肪には、皮膚の下についていて指でつまめるような「皮下脂肪」と、内臓のまわりにつく、外からは見えない「内臓脂肪」があります。どちらも、脂肪が直接くっついているというわけではなく、「脂肪細胞」の細胞膜の内側に取り込まれて蓄えられています。

つまり肥満とは、脂肪細胞にたくさん脂肪がためられている状態のことです。

脂肪細胞のほとんどは「中性脂肪」と呼ばれるもの。

健康診断で中性脂肪の数値が基準より高いと、チェックが入ります。メタボリックシンドロームや動脈硬化などのリスクになるから注意せよ、ということ。

ただ、本来、中性脂肪は悪者ではありません。人間が活動するうえでの必要なエネルギー源でもあるのです。

また、脂肪のお陰で、我々のカラダは体温を一定に保つことができ、内臓をやさしくクッションで支えてもらっています。そして必要なときにはエネルギーとしても使わせてもらえます。

ヒトはなぜ、たまりすぎるとよくない脂肪をため込みすぎてしまうのか？　答えはそこにあるわけです。

我々の祖先に思いを馳せてみましょう。

250万年前頃始まった「肉食」。狩猟による生活です。

狩猟生活では、食糧を安定して確保できるわけではありません。獲物が捕れなかったら食事はなし。泣いても笑ってもお腹がすいたまま。狩りに出かける力も湧きません。

そのため、**食べ物が入って来ないときに備えて、体内に脂肪を蓄えておくような構**

造に進化したのです。

もうお腹が減って限界だというとき、蓄えられた脂肪をエネルギーとして使う。そしてまた狩りに出かける。

悲しいかな、脂肪をため込むシステムは、生きるための進化だったわけです。

ただし、現代ではもう狩りの必要はありません。食糧がないどころか、いつでもどこにいても食べ物は豊富にあります（先進国においてはですが）。でも**DNAは脂肪をため込むシステムになっている。**

限界までお腹が減ることなんてないので、ため込まれた脂肪は使われるときを失い、さらに増えていきます。それが、太るということです。

ヒトは本来肉食

さらに歴史を追ってみます。ヒトが米や麦などの穀物を主食として食べるようになったのは、約1万年前のこと。

農耕は氾濫した大河の流域に種を蒔くだけという簡単なものでしたが、米や麦は貯蔵保存ができるため、定住が可能になり、人間は大きな集落で生活し、社会のベースとなるライフスタイルに変化しました。

獲物が捕れるか捕れないか、日々ドキドキの狩猟生活に比べると、農耕生活は安泰です。結果、ヒトはさかんに農耕に走ります。

人口の爆発的な増加が起こり、それに伴って米、小麦、とうもろこしなど穀物の栽培も盛んになっていきました。

それまで原始人が食べていた糖質と言えば果実や木の実、木の根などで、その食事から摂れるのはわずかな量だったと考えられます。

それが穀物を食べるようになり、多くの糖質を摂取するようになったのです。

人類の長い歴史から考えると、肉食から穀物食への変化はとても急激なことだったに違いありません。

人類史と急激に変化した食環境

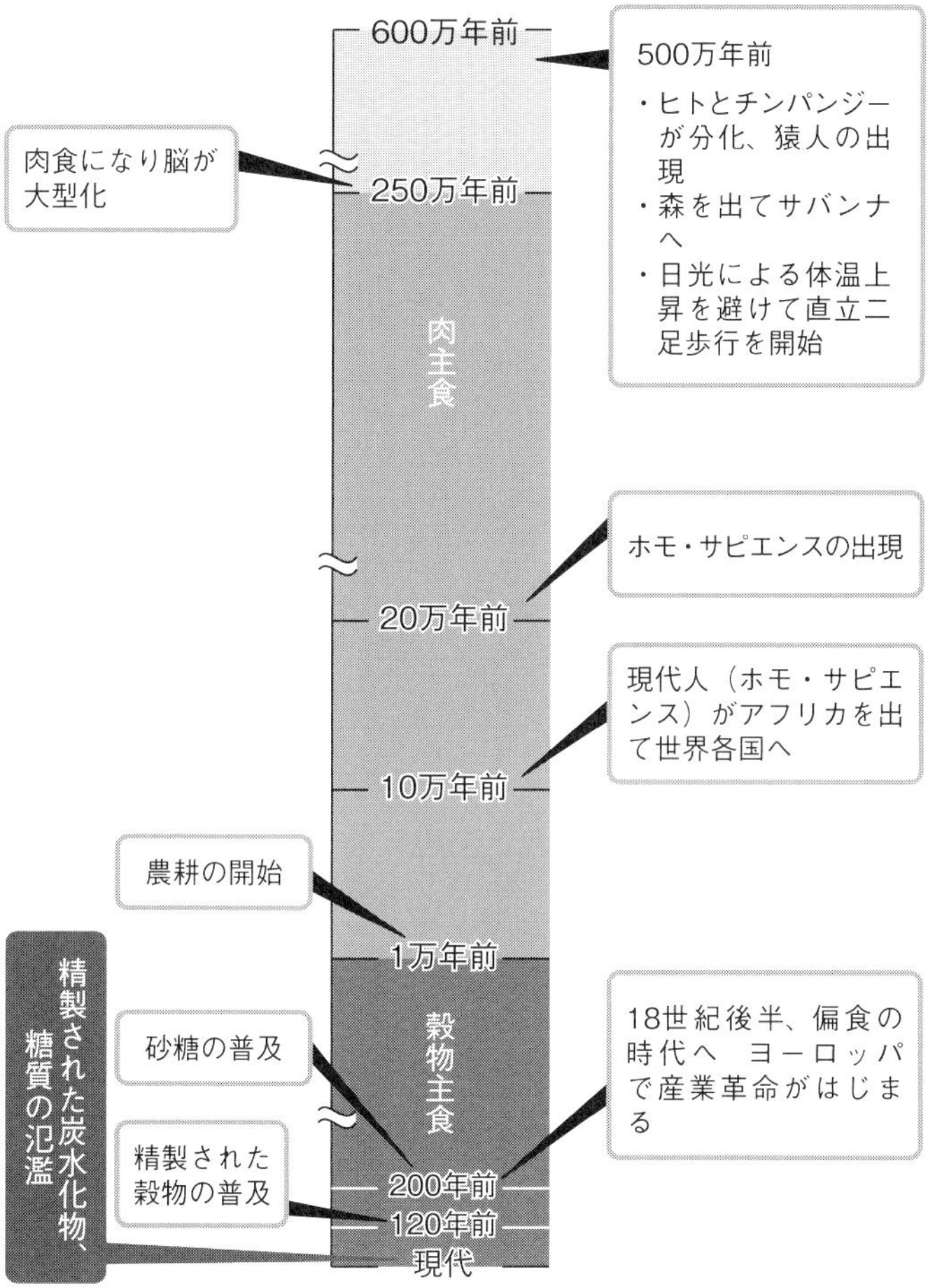

©JFDA日本ファンクショナルダイエット協会

ヒトは250万年前から、肉食生活にマッチした代謝機能を備えてきたのですから、DNAには肉食が組み込まれています。

わずか1万年前に急に穀物を食べ始めたからといって、DNAは変わらない。主食がタンパク質から糖質に変わってしまっても、カラダは肉食システムなのです。

「日本人はお米の国の人」などと言われますが、日本人が主食として米を食べるようになったのはさらに最近、4000年前のこと。

そして、糖質のなかでも、精製された炭水化物や砂糖などが広がったのは18〜19世紀。たった200年前のことです。250万年のうちのたった200年。この単位の違い、わかりますか？「万」が抜けています。それくらい「最近」のことなのです。

肉食が組み込まれているカラダが、精製された糖質を何倍も摂る生活に適応できるでしょうか？

答えはNO。

つまり、我々のカラダは、相当無理をしています。

その証拠に、現代では糖尿病、脳卒中、心臓病、がん、認知症などの病気にかかる人がこれだけ増えるようになってしまったのです。

ごはん1杯の糖質は「角砂糖17個分」

さて、糖質、糖質といいますが、それが何を指すのかを改めて聞かれると、答えに詰まる人も多いでしょう。糖質と聞いて砂糖や甘いお菓子だけを想像している人は、文字通り甘い！

お米などの穀物はほとんど糖質です。ごはんやパンなどの主食は、たいして甘くないのに糖質をとても多く含みます。

よく角砂糖に換算されますが、ごはん1杯なら、角砂糖17個分！

確かに、これを見ると炭水化物が本当に怖くなります。

糖質には、お菓子や清涼飲料水などに入っている甘い砂糖、果物に多い果糖やブドウ糖、ごはんやパン、麺類、いも類などに多いでんぷん、牛乳や乳製品などに含まれる乳糖……といろいろな種類があります。

炭水化物とは、学校で習ったように三大栄養素（タンパク質・炭水化物・脂質）のひとつ。糖質と食物繊維（ダイエタリーファイバー）を合わせたもののことです。

炭水化物と糖質が同義語のように扱われることが多いのですが、それは正しくありません。食物繊維は、カロリーはゼロでもカラダに必要なもの。なので糖質と炭水化物は分けて考える必要があります。

糖質 ＝ 炭水化物 － 食物繊維

こう覚えておくと、食品の栄養成分表示などを見る際にも理解しやすいもの。

市販品の栄養成分表示では、糖質の表示はまだ少なく、大抵は炭水化物のｇ数が書いてあります。

いつもの主食は角砂糖何個分?

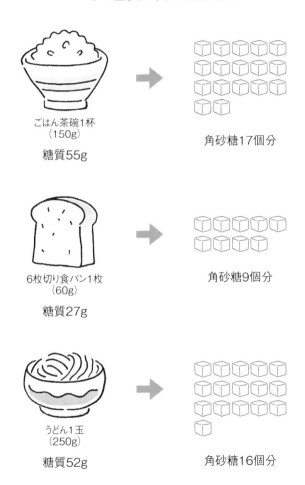

ごはん茶碗1杯
（150g）

糖質55g

角砂糖17個分

6枚切り食パン1枚
（60g）

糖質27g

角砂糖9個分

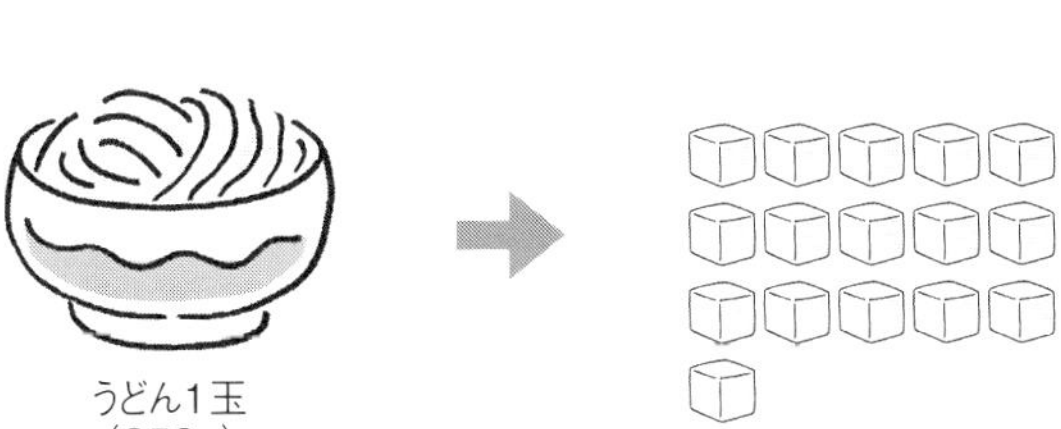

うどん1玉
（250g）

糖質52g

角砂糖16個分

そんなときも、炭水化物と食物繊維の量がわかれば、「炭水化物量－食物繊維量」で、糖質のg数がすぐにわかります。

「糖類ゼロ」「無糖」は糖質ゼロではない！

また、糖質と糖類は意味が違うことに気をつけて。糖質はさまざまな種類の糖をすべて指す言葉です。一方「糖類」は、二糖類（砂糖、乳糖、麦芽糖など）や単糖類（ブドウ糖、果糖など）のこと。

次ページの図を参考に「炭水化物＞糖質＞糖類」と覚えておきます。

例えば「糖質ゼロ」という表記なら、確かに糖質は入っていないかもしれません。でも、「糖類ゼロ」なら「糖類以外の糖質」は含まれていてもいいことになります。たとえ「無糖」と書かれていても、糖類以外の甘味料が山盛り入っているかもしれないのです（実際そういった商品が多いのも事実！）。

しかも「ゼロ」「オフ」など、含有量に関する表現については、とてもゆるい決まりしかないことも頭に入れておきましょう。厚生労働省の栄養成分表示の規則には、

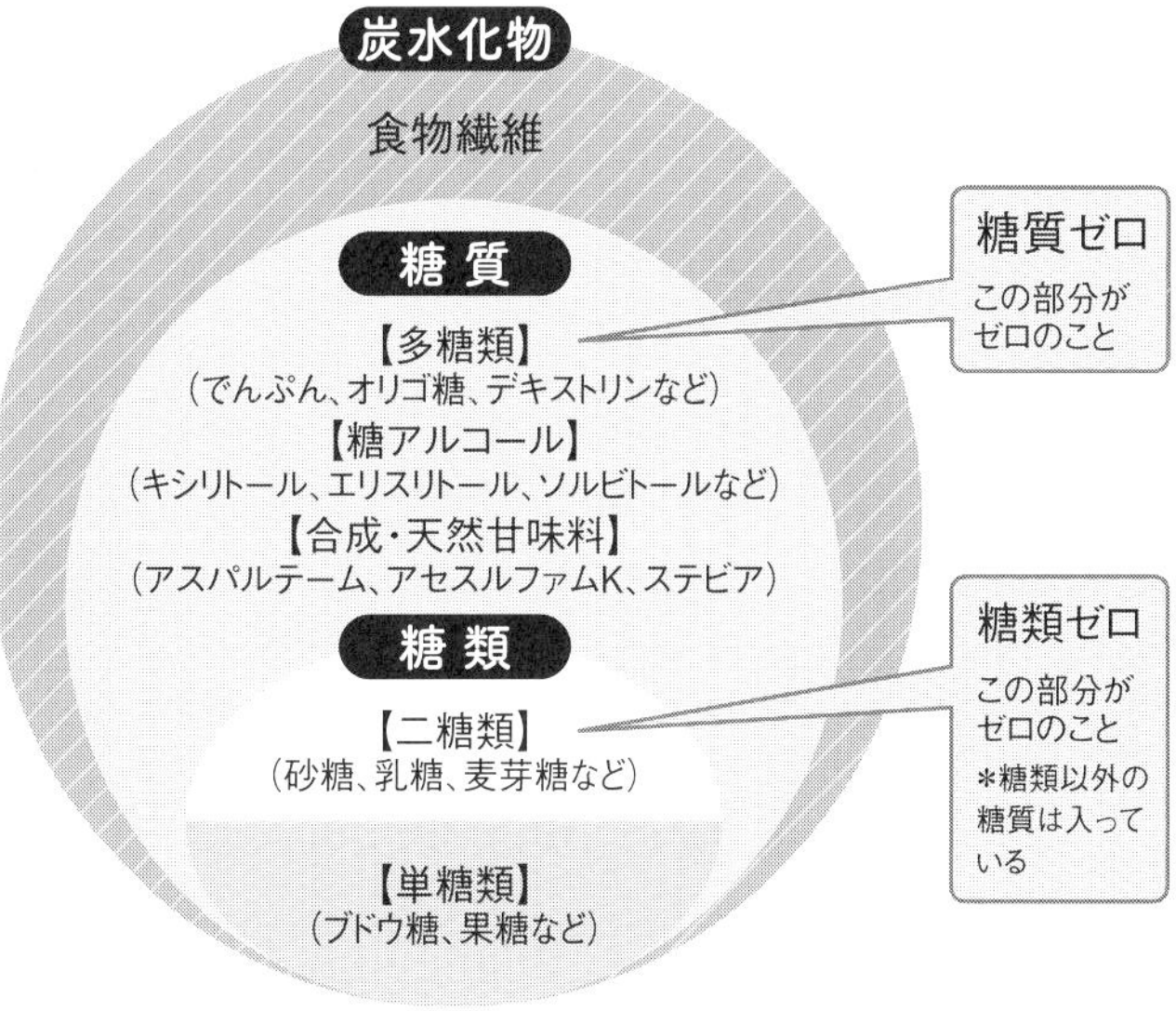

◆［無、ゼロ、ノン、レス］含まないという表示

食品100g当たり0.5g未満、または飲料100mL当たり0.5g未満の場合に表示してよい。

◆［低、ひかえめ、少、ライト、ダイエット、オフ］という表示

食品100g当たり5g以下、または飲料100mL当たり2.5g以下の場合に表示してよい。

©JFDA日本ファンクショナルダイエット協会

ちょっとビックリします。

「糖質ゼロ」といっても、全然ゼロではないということ。たとえば「糖質ゼロ」の発泡酒も、１００mL当たり０・４g入っているかもしれない。５００mL缶なら２・０gも入っていることを忘れずに。

人工甘味料の糖質については複雑なので、また後で説明します。

ついでに。「糖分」という言葉もしばしば聞きますが、これはとても曖昧な表現。実際、栄養成分表示には記載がありません。一般用語として使われているだけなので、混乱の元になっているようです。

糖質を摂るから太る

糖質を大量に摂るとどうなると思いますか？

食べ物に含まれる糖質は、体内に入ると「ブドウ糖」というものに分解されてやりとりされますが、血中のブドウ糖のことを「血糖」と呼び、その血中濃度のことを「血糖値」と言います。

ブドウ糖が多い状態、すなわち濃度が高い状態を「血糖値が高い」と呼ぶのです。
ブドウ糖はカラダのすべての細胞が利用できるもの。そのため、いつでもブドウ糖が血液に乗ってあちこちに届けられるよう、常に血糖値が一定になるように調整されています。

血糖値を一定に保ってくれているのは膵臓のランゲルハンス島から分泌される「インスリン」というホルモン。24時間休みなくほんのわずかずつ分泌され、血中を漂って糖を細胞に取り込ませます。このことをインスリンの「基礎分泌」と言います。

糖質を摂ると、一気に血中のブドウ糖が増える、つまり血糖値が上がります。するとインスリンが追加で分泌され、血糖値を下げようと働くのです。こちらを「追加分泌」と呼びます。

血糖値が高い状態が続くと、血液の浸透圧が上昇して致死的状態に陥るため、危険を察知してインスリンが追加されるというしくみです。

インスリンが追加分泌されると、ブドウ糖はすみやかに細胞に取り込まれ、血糖値が正常値に戻ります。細胞から体内に吸収されたブドウ糖の大半は、エネルギーとして筋肉や脳の活動のために使われます。食事で摂った糖質がすべて処理され、エネルギーとして使われるならよいけれど、大抵使い切れずにあまってしまいます。

あまったブドウ糖は引き取り手がなくなりますが、それではもったいないからと、貯蔵専門タンクに運んでいきます。

その貯蔵タンクこそが、脂肪細胞！　ご丁寧にブドウ糖を脂肪に変えて脂肪細胞にどんどんため込んでしまうのです。

そのしくみを皮肉って、インスリンには「肥満ホルモン」というあだ名がつけられています。

運よく糖質を多く含む食べ物が手に入ったときには、インスリンによって糖質を体脂肪としてストック。食べ物がない間は、蓄えた脂肪をエネルギーとして使いながら飢えをしのいでいた。それが我々のＤＮＡ。

狩猟生活を生き抜く「武器」だったインスリンは、１日３食食べられるようになった現代では、「出したくないもの」の代名詞になってしまったのです。

糖質摂取による血糖値の変化

糖質が多い食事

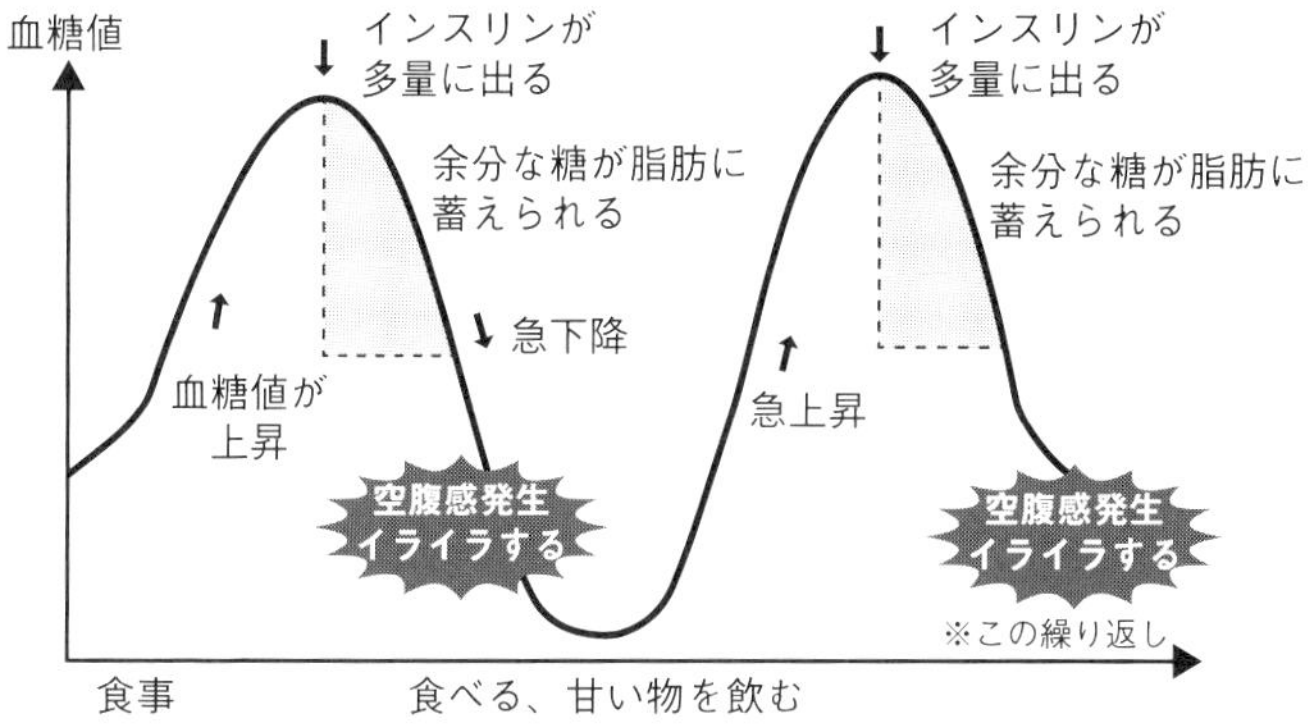

＊穀物や甘い菓子を食べて血糖値が急上昇すると、そのたびにインスリンが多量に分泌されて、余分なブドウ糖が中性脂肪に蓄えられてしまいます。また、血糖値が急降下するたびに、イライラしたり集中力が低下したりします。

糖質制限の食事

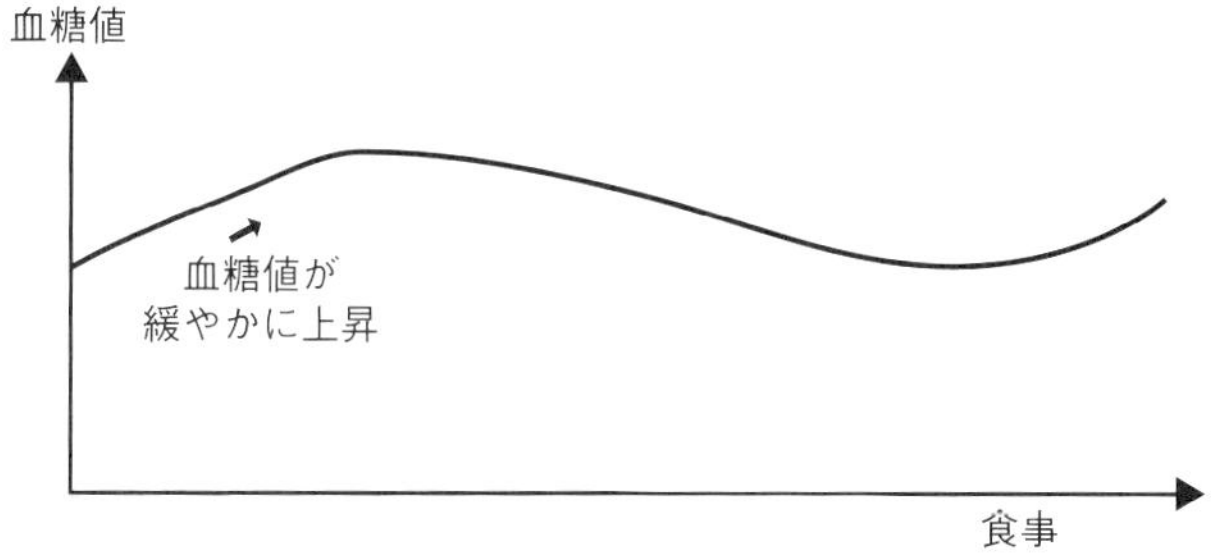

＊糖質を制限して食後血糖値が急上昇しないようにすると、血糖値の変動はゆるやかになります。イライラしにくい、眠気に襲われないなど、血糖値に振り回されない。インスリンの分泌量が少ないので、中性脂肪がたまりにくいのです。

©JFDA日本ファンクショナルダイエット協会

「食後の眠気」は糖質摂取が原因

現代人の中には、糖代謝が苦手な「原始人体質」の人もいます。

その最大の特徴は食後の眠気です。食後に異常に眠くなるという人、お昼ごはんを食べた後は眠くてほとんど仕事にならない、なんていう人です。消化のために胃に血液が回り、脳に血液が行かなすぎるから眠くなるのだ、と言われていますが、実は「機能性低血糖症」が原因であることが少なくありません。

実は、斎藤自身もその一人。小さいときからそうでした。メシを食えば眠い。それがあたりまえだと思っていたのです。学生時代も、食べれば眠い。いつも寝てばかりいる斎藤でした。

「機能性低血糖症」だとわかったのは29歳くらいのとき。オーソモレキュラー療法の溝口徹《みぞぐちとおる》先生と出会い、自らオーソモレキュラーを勉強したときです。

機能性低血糖症とは、糖質を摂った後のインスリンの分泌が遅いために、急激な血

食後の眠気の原因

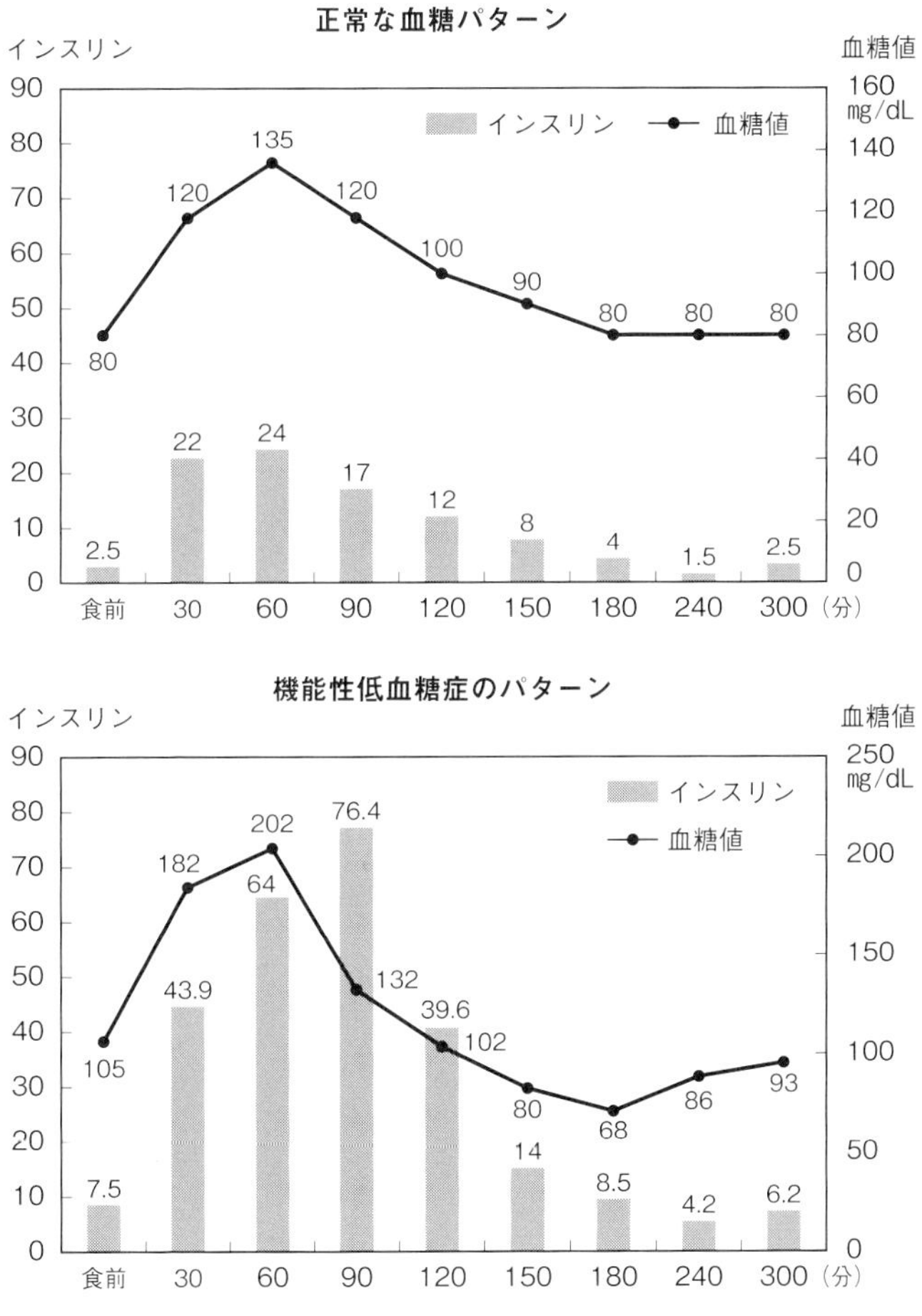

©JFDA日本ファンクショナルダイエット協会

糖値の上昇を押さえ込めない症状。病気というよりは体質です。

分泌が遅いだけでなく、分泌量が多い傾向にあるので、食事で高くなった血糖値がジェットコースターのように急激に下がります。

この**血糖値の降下が、眠気や頭痛に直結するのです**。下がりすぎると動悸、手足のしびれや震え、焦燥感なども感じる人もいます。

肥満が原因でインスリン分泌に異常がある人は、痩せることで症状を軽くします。筋肉量が少ないために糖を利用しにくい人は、筋肉量を増やすことで糖利用を増やし、血糖急上昇を防ぐようにします。

でも、根本的な解決は「血糖値の上がりやすい食事をしない」こと。それはまさしく、糖質をなるべく摂らないことなのです。

思い当たる人は、機能性低血糖症を疑ってみてください。ケトジェニックダイエットを始めると、食後の眠気がすっかりなくなり「あの眠気は何だったのか」とあきれかえります。

白いごはん、食パン、白砂糖は危険！

ひとつ、忘れてはならないことがありました。それは、血糖値を上げるのは基本的に糖質だけだということ。どんなにカロリーの高いものを食べても、糖質を含んでいなければ、血糖値は上がらないし、インスリンの追加分泌も起こりません。

体脂肪をため込むインスリンが追加されないのだから、脂質やタンパク質を摂ることとは直接肥満には結びつかないのです。

またここでも、肉や脂肪では太らない理由が理解できたと思います。さらに、糖質がいかに不要なものかということもじわじわわかってきたのではないでしょうか。

そして、**糖質のなかでも特によくないのは、精製された糖＝白いごはんや食パン、甘い飲み物や菓子などに含まれる白い砂糖。**

これらははっきり言ってもっとも危険です。量が多くなくても吸収のスピードがとても速いからです。

お茶碗山盛りのごはんは、口に入れたときは決して砂糖のように甘いものではないけれど、所詮は角砂糖と同じ。消化管を通って行く間に、角砂糖と同じ血糖上昇の原因、ブドウ糖に豹変するのです。


そして血糖値が一気にぐんと上がり、体内がてんやわんや。カラダがビックリして大急ぎでインスリンを出します。そして一気に血糖値が下がります。

このジェットコースターのような急降下が起こるたびに、体内では自律神経の交感神経が興奮します。交感神経というのは、戦闘のときに優位に働くべきもの。戦闘に備えて、血糖を上げる。カラダが末梢の毛細血管を縮めるのです。

末梢血管の通っている足先や手の先が冷える人は、ここにも原因があるかもしれません。


また、急な血糖値の高低は、活性酸素も増やします。活性酸素はがんのリスクを上げることもわかっているので、これは注意したいところ。

ここ数年、注目されている「糖化」。これもまた血糖値が高いと起こりやすいものです。糖化とは、体内のタンパク質と過剰な糖質が体温の熱で反応しあい、ＡＧＥｓ（終末糖化産物）という悪い物質をつくるプロセスのこと。

糖化されたタンパク質は本来の機能を失います。そしてＡＧＥｓになってしまうと、活性酸素を増やし、動脈硬化や白内障、あらゆる老化の原因になることもわかってきています。また、ひとたびつくられたＡＧＥｓはなかなかカラダの外に出て行きません。

大切なのは、なるべく血糖値を上げたり下げたりしないこと。

インスリンを追加分泌させないこと。

そのためには糖質をなるべく摂らないこと。脳に刻んでください。

糖質を摂らなくても大丈夫な理由

糖質を摂らないなどと言うと、決まって突っ込まれることがあります。「頭が働かないでしょ」「脳のエネルギーがないでしょ」「フラフラになるでしょ」

ところが、糖を全く摂らなかったとしても、そうはならないのです。糖質は貯めやすく、酸欠でも使える便利な栄養素ではあります。そのため、たとえ食べ物から糖質が入ってこなくても、体内で糖質を合成するしくみが備わっています。

ざっくり言うと、「筋肉をぶっこわして、糖をつくり出しちゃおう」というシステム。糖を新たにつくりだすという意味で「糖新生」と呼ばれています。

さすが肉食遺伝子！　我々のカラダはそこまで進化していたわけです。

正確には、筋肉のタンパク質を構成しているアミノ酸、脂質を構成するグリセロールから、肝臓で糖質を合成するのが糖新生。

体内でもっとも糖質を利用しているのは脳の神経細胞で、たとえ安静にしているときでも、代謝エネルギーの約２割を消費していると言われます（ただし、後で述べますが、脳のエネルギー源は糖質だけではないので、この量は絶対ではありません）。

実は、脳以上に糖質を必要としている細胞があります。それが血液内で酸素を運ぶ役目を果たす「赤血球」です。赤血球こそ、エネルギー源として糖質しか使うことができず、糖質に依存しています。

計算上、１時間で脳が必要とする糖質は４ｇ、赤血球が必要とする糖質は２ｇと言われています。

合計で１時間６ｇの糖質が欠かせないことになりますが、肝臓の糖新生で合成できる糖質の量も、１時間でちょうど６ｇ。うまくできているものです。

糖新生の材料になるアミノ酸には、体内で合成できない「必須アミノ酸」があり、脂肪を構成する脂肪酸にも体内ではつくれない「必須脂肪酸」（153ページ参照）があります。なので、これらは食事から摂るしかありません。

厚労省も既に認めている！　糖質は必須栄養素ではない

つまり理論的には、必須アミノ酸と必須脂肪酸が食べ物から摂れてさえいれば、全く糖質を摂らなくても、安静時にカラダを動かすエネルギーは確保できるというわけです。

重要なことは、必須アミノ酸（タンパク質に含まれる）や、必須脂肪酸はあっても、「必須糖質」などというものはないということ。

現に、糖質が必須栄養素ではないことは、国の指針である厚生労働省の「日本人の食事摂取基準（２０１５年版）」（以下「食事摂取基準」）にも書かれています。

「炭水化物」の項目を見ると……

【消化性炭水化物の最低必要量はおよそ１００ｇ／日と推定される。しかし、これは真に必要な最低量を意味するものではない。肝臓は必要に応じて、筋肉から放出された乳酸やアミノ酸、脂肪組織から放出されたグリセロールを利用して糖新生を行い、血中にぶどう糖を供給するからである。また、通常、乳児以外の人はこれよりも相当に多い炭水化物を摂取している。そのため、この量を根拠として推定必要量を算定する意味も価値も乏しい。（中略）なお、糖類については、日本人においてその摂取量の測定が困難であることから、基準の設定は見送った】

これは2015年版に新たに加わったわけでなく、以前から「1日100g必要と**推定されるも、糖新生によって糖がつくられるのでそれは真に必要な最低量ではない**」とはっきり国も認めているのです。

それどころか「推定必要量を算定する意味も価値も乏しい」とまで！

この表現、斎藤はとても気に入りました。

意外でしたか？

まずは、ヒトは必ず食事から糖質を摂取しなければならないという思い込みをやめましょう。

糖を摂らなくても糖新生によってブドウ糖がつくられることをお忘れなく。

やめられないあなたは「糖質中毒」

糖質過多はよくないはずなのに、どうして我々は数百年も食べ続けているのか。どうしてこれまで「食べるのやめようぜ!」と誰も旗を振ってくれなかったのか。

それは、我々がそろって糖質中毒にかかっていたからです。米やパン、パスタといった糖質を「主食」と位置づけたことが間違いの元でした。

糖質には強烈な中毒性、依存性があります。長い間食べ続けてしまったので、揃いも揃って中毒状態から抜けられない。

これは、気のせいでも何でもなく、糖質が脳に影響を与える物質だからなのです。タバコやドラッグがやめられなくなるのと同じ。お腹が減っている、いないにかかわらず、糖質をたくさん摂りたくてたまらないのです。
その欲求が満たされないとイライラしたり、怒りっぽくなったり。
そしてようやく糖質が摂れると、脳からドーパミンが分泌されます。脳は強烈な快感を覚えて、この快感が続くようにもっと糖質を摂れと指令するわけです。

このメカニズムは、ドラッグを服用したときとまったく同じ。量も増やさないと満足しなくなるのが「中毒」です。マウスの実験でも、10％の砂糖水を与え続けると、徐々に摂取量が増えていくことが確認されています。

パン屋さんの脇を通るとき、匂いに誘われて素通りできない人、それはかなりの中毒状態だと自覚しましょう。

本当に必要なエネルギー源は「脂質」

前述のように、我々のカラダのエネルギー源になるのは「糖質」「脂質」「タンパク質」の3つ。

このうちタンパク質は、カラダを「つくる」という重要な役割があるため、必然的にエネルギーは、糖質と脂質の2つでまかなっています。

ヒトが安静にしているとき、使われているエネルギーは糖質：脂質＝2：8の割合です。このことからわかるのは、基本的にカラダのエネルギー源は脂質だということ。

糖質は1g4キロカロリーで、筋肉に約300g＝1200キロカロリー、肝臓に約120g＝480キロカロリーしかためておけません。

一方脂質は、1g9キロカロリーで糖質の2倍以上。しかも肥満が問題になるほど、いくらでもためられます。

カラダは脂質をメインのエネルギー源としているが故に、インスリンによって糖質を脂質に変えて貯蔵していると考えれば納得がいきます。

そして、脂質にはもうひとつの顔があることがわかってきました。カラダにとっての重要なエネルギー源に変身するのです。詳しくは次の章で。

Column 2

ミスコン出場も夢じゃない！ケトジェニックダイエットを導入して、続々入賞！

斎藤が副理事長を務める一般社団法人日本ファンクショナルダイエット協会が認定する、「ケトジェニックダイエットシニアアドバイザー」の瀧井真一郎さんは、スポーツクラブ「pml」を主宰するスポーツトレーナーです。pml横浜の会員には女優の原日出子さんもいて、瀧井さんのサポートで見事にダイエット成功！　会員の中からは「世界初！　男女の年齢別ミスター＆ミスコンテスト」と謳う「ベストボディ・ジャパン」に出場した方々も。2014年の日本大会では2位、3位に。2015年も2位入賞。「大会に向けては、糖質を控えてもらうことで体脂肪をコントロールしていました。でも、ケトジェニックの理論を学んでからは、より明確に確固たる自信を持って指導できるようになったと思います。特にこの大会は、バランスのいいカラダづくりが問われるので、指導が繊細な面もあります。健康的なルックスを保ち、筋量を増やしながら体脂肪を減らすことは、これからますます必要になると思います」（瀧井さん）

●スポーツクラブpml
http://www.p-m-l.jp/

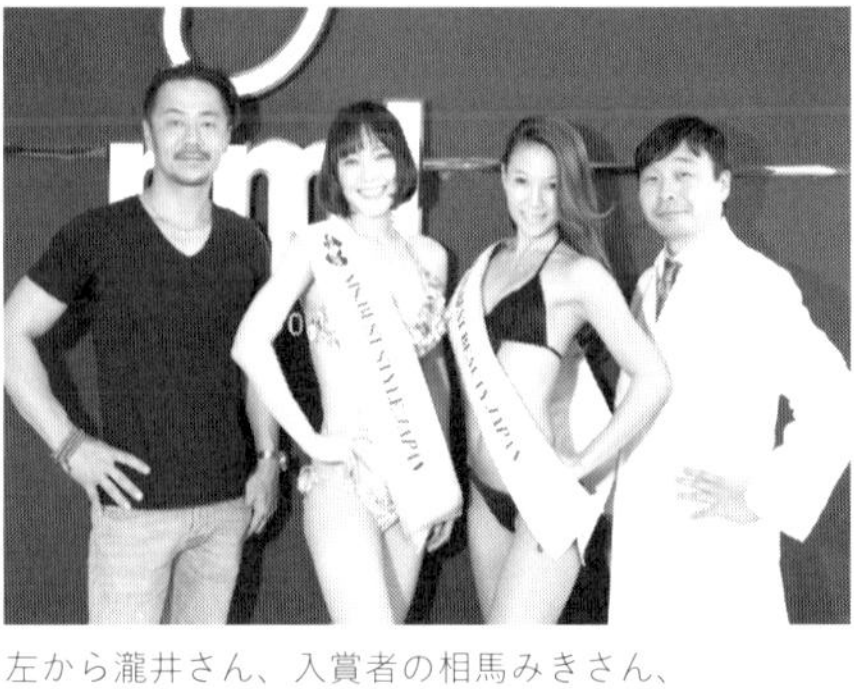

左から瀧井さん、入賞者の相馬みきさん、坂巻三恵子さん、斎藤。

CHAPTER 3

ケトン体で健康的に痩せるしくみ

ケトン体は糖に代わるエネルギー

たとえ食べ物から糖質を一切摂らなくても、ヒトには糖新生というシステムが備わっているので、低血糖になる心配はありません。

こう説明しても「いや、糖質が切れると頭がフラフラしてしょうがない。低血糖だ」と言い張る人がいます。

だからそれは、糖質を摂るから！

糖質を大量に摂ったこと（本人は大量だと思っていないかもしれませんが）によって、血糖値がドーンと上がってインスリンが追加分泌され、その勢いで今度は血糖値がドーンと下がってしまう。はい、「低血糖」のできあがりです。

それに、脳のエネルギー源は、糖だけではないことがわかってきたのです。

「えーっ、脳細胞はブドウ糖しか使えないのが常識でしょ！」

そんな声が聞こえてきます。確かに、昔からそう言われていましたし、医学書にもそう書かれていました。

いまだに医療従事者の多くがこの古い定説を信じているのは、勉強不足としか言いようがありません。非常に残念。

定説は、明らかに間違いだったというしかありません。このパラダイムチェンジを受け入れないと、話は先に進みませんのでご注意を……。

そもそも「脳は糖しか使えない。だから糖質は必ず摂取しなければならない」という通説（今となっては俗説、いや都市伝説！）は、どうして生まれたのでしょうか？

脳には、血液脳関門（ブラッド・ブレイン・バリア）という関所のような場所があり、異物が侵入できないシステムになっています。エネルギー源のうち、ここを通過できるのはブドウ糖だけ。脂質やタンパク質は分子が大きすぎて通れない。

ここから「脳のエネルギー源は糖質だけ」という誤解が生まれたと推測できます。

ところが、近年の研究で、脳の関門はブドウ糖以外にも、通過できる物質があることがわかってきました。

それが「ケトン体」です。

やっと主役が出てきました。これがケトジェニックダイエットのネーミングの元になっているもので、**ヒトのカラダにとても有益に働く物質です。**脳の関門を通過できるのですから、脳のエネルギー源になれることは確実です。

ケトン体は、脳だけでなく体内のあらゆる細胞でエネルギーとして使えることがわかってきました。「糖に代わるエネルギー」と言っても過言ではありません。

そしてむしろ、人間の本来のエネルギー源はケトン体なのではないだろうか？　という説まで飛び出してきているのです。

糖質制限でケトン体回路が回り痩せる！

既に説明したように、カラダのエネルギー源となるのは、糖質、脂質、タンパク質の3つ。いくら野菜や果物からビタミンやミネラルを摂っても、それはエネルギー源にはなりません。エネルギーをつくる手助けをするだけです。

エネルギーとして使う優先順位は糖質、脂質、タンパク質。ここ、ポイントです。

通常、糖質を摂っている人は、食物から摂った糖質を分解してエネルギーを得ています。この回路を「解糖系」と呼びます。

毎食欠かさず糖質を摂り、間食でも糖質を摂っていると、体内にはいつも糖質が蓄えられている状態になり、カラダは糖質を使い続けます。ヒトのカラダには、筋肉や肝臓で糖を貯めたり使ったりする（エネルギーとして燃える）「グリコーゲン」という貯蔵システムがあります。糖が余ると、使い切れなかった分はインスリンの働きにより中性脂肪として蓄えられるため、太るのです（104ページ参照）。

では、夜間など何も食べない時間が続き、糖質が入って来ないときはどうでしょうか？　数時間は貯蔵していたグリコーゲンを使うことができますが、やがてそれもからっぽに！（105ページ参照）。

そんなときのために、ヒトには自力で糖エネルギーを生み出す「糖新生」というシステムが備わっています。前述した通りです。

脂肪から分解されるグリセロール、筋肉を構成しているアミノ酸などを材料に、糖をつくり出すのです。ただし、この糖新生でつくれる糖の量にも限りがあります。

なので、カラダは「糖エネルギーをメインに使う」から、「脂肪酸エネルギーを使う」システムにシフト。体内の中性脂肪を分解してエネルギーをつくり出します。

このとき、**脂肪酸の一部は、肝臓でケトン体という物質に変わります**（106〜107ページ参照）。

これが「ケトン体回路」。英語を使って言い替えて「ケトジェニック回路」。

体脂肪を分解してケトン体エネルギーを生み出す、まさに「痩せる」回路なのです
（※本書では、ケトン体合成経路のことを「ケトン体回路」と表現しています）。

ケトン体回路が回るしくみ

ケトン体回路では、まず脂肪細胞の中で中性脂肪が脂肪酸とグリセロールに分解されます。

どちらも血液に乗って全身を巡ります。脂肪酸はそのままでもエネルギーになるので、肝臓へ向かう途中に筋肉などで使われます。

70%はここで使われ、残りの脂肪酸が、肝臓に辿り着いて肝臓のエネルギーになります。

でも肝臓はそんなにエネルギーは必要ないので、他におすそわけしますよ〜と「ケトン体」という物質をつくります。他の臓器でエネルギーとして使えるようにするわけです。

もう一方のグリセロールのほうは、肝臓での糖新生によって糖質に変わります。

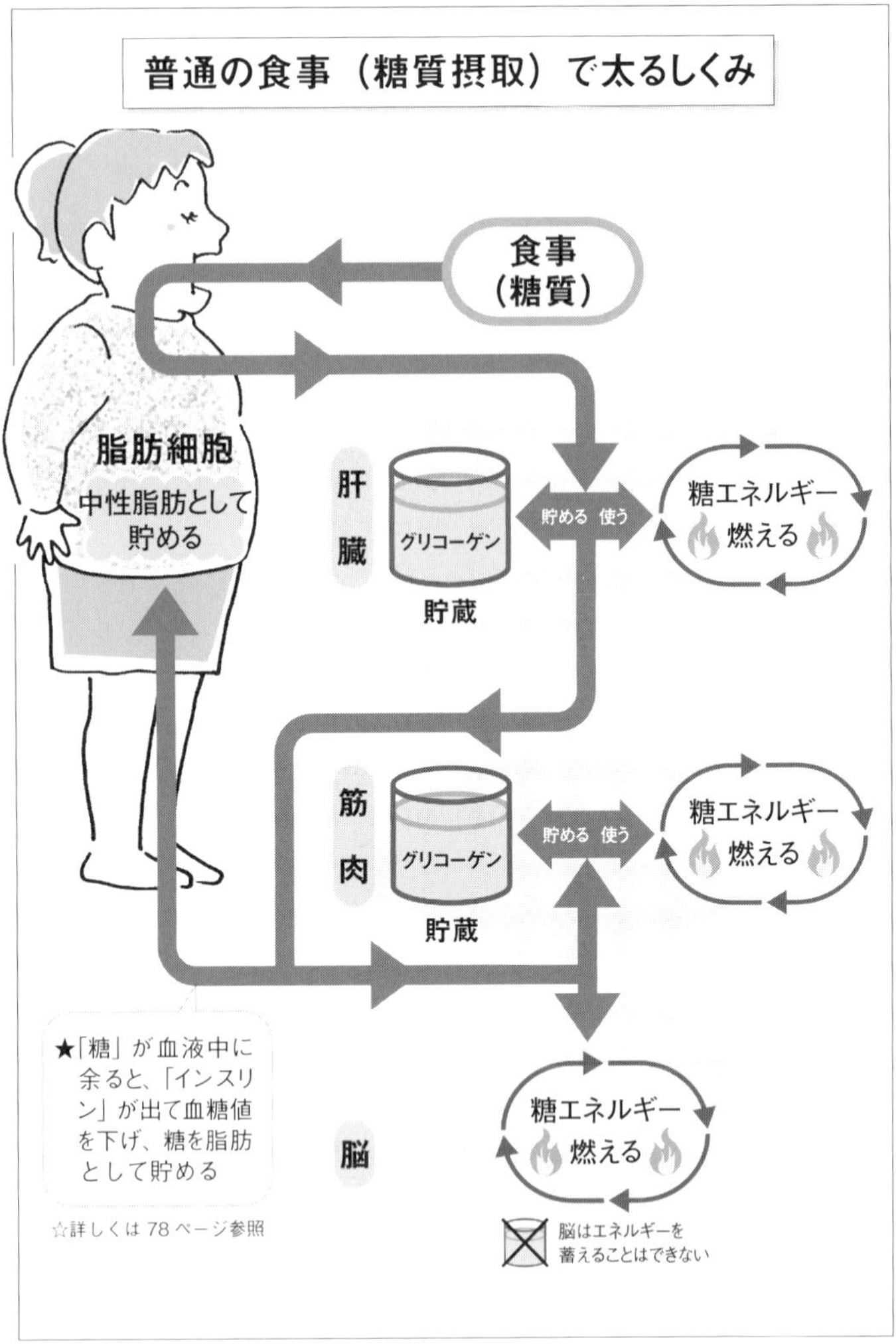

普通の食事（糖質摂取）で太るしくみ
食事
（糖質）
脂肪細胞
中性脂肪として
貯める
肝
臓
グリコーゲン
貯蔵
貯める 使う
糖エネルギー
燃える
筋
肉
グリコーゲン
貯蔵
貯める 使う
糖エネルギー
燃える
脳
糖エネルギー
燃える
脳はエネルギーを
蓄えることはできない
★「糖」が血液中に
余ると、「インスリン」が出て血糖値
を下げ、糖を脂肪
として貯める
☆詳しくは 78 ページ参照

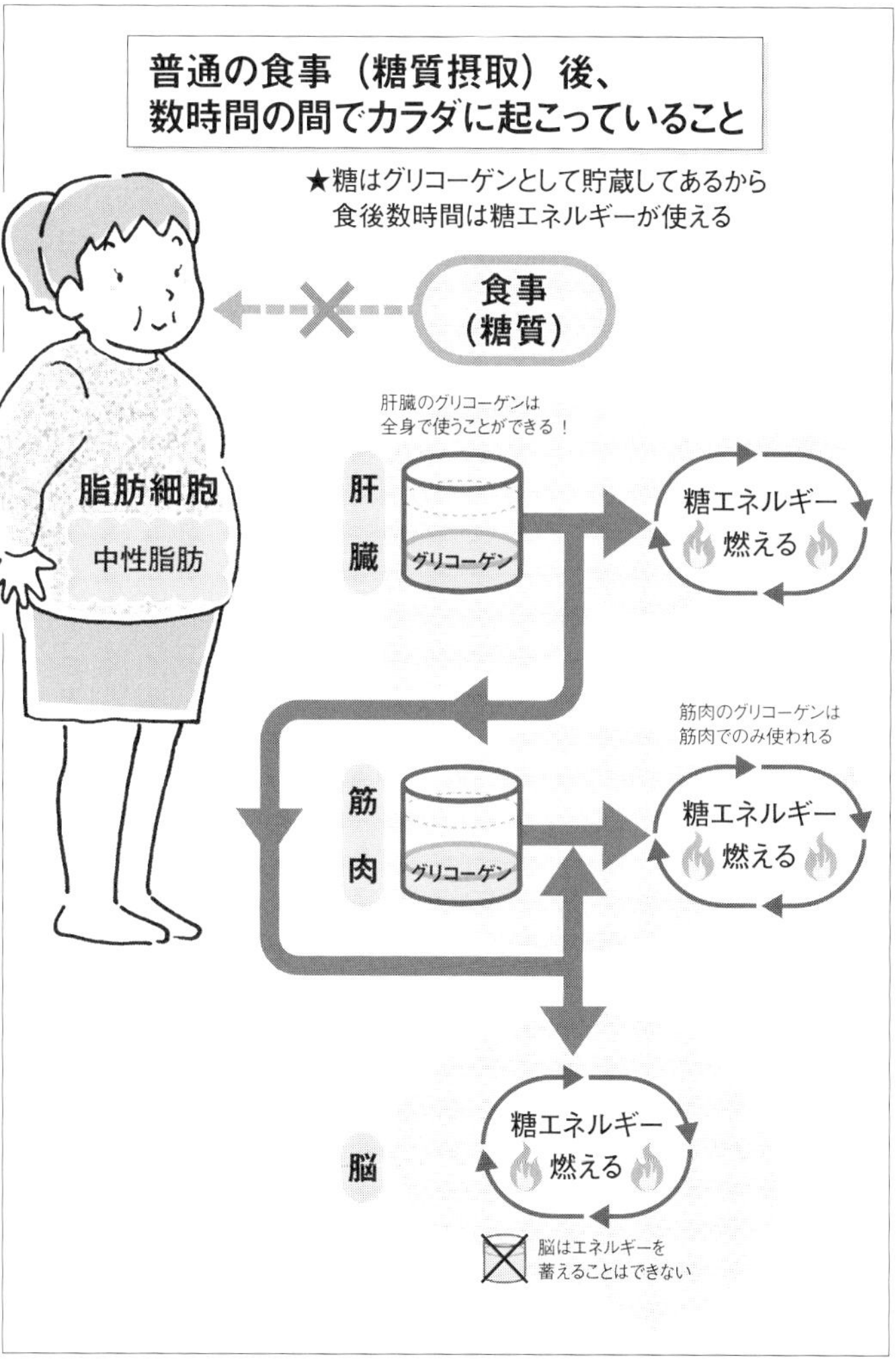
普通の食事（糖質摂取）後、
数時間の間でカラダに起こっていること
★糖はグリコーゲンとして貯蔵してあるから
食後数時間は糖エネルギーが使える
食事
（糖質）
脂肪細胞
中性脂肪
肝臓のグリコーゲンは
全身で使うことができる！
肝臓
グリコーゲン
糖エネルギー
燃える
筋肉のグリコーゲンは
筋肉でのみ使われる
筋肉
グリコーゲン
糖エネルギー
燃える
脳
糖エネルギー
燃える
脳はエネルギーを
蓄えることはできない

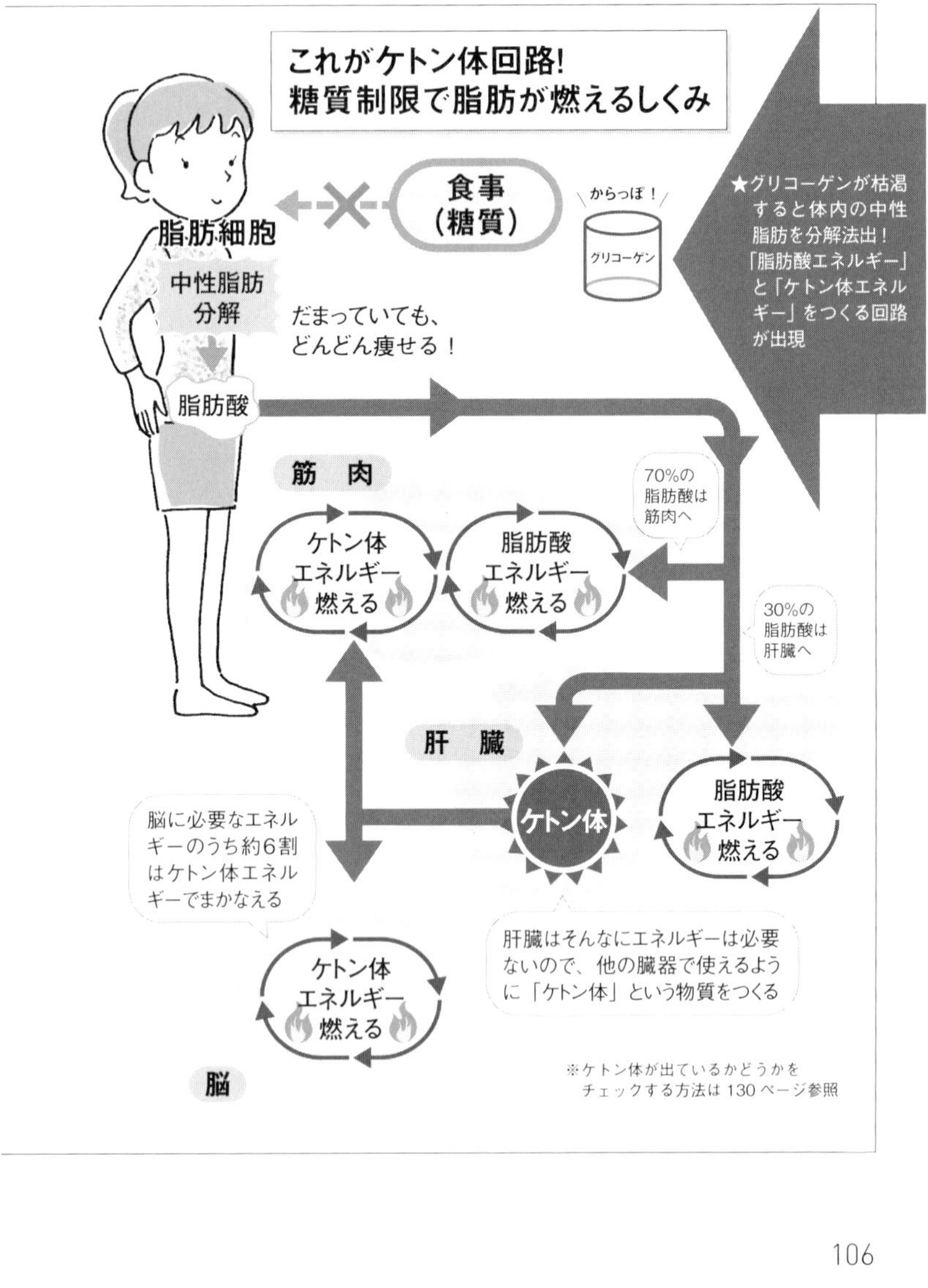
これがケトン体回路!
糖質制限で脂肪が燃えるしくみ
食事
(糖質)
からっぽ!
グリコーゲン
★グリコーゲンが枯渇すると体内の中性脂肪を分解法出!「脂肪酸エネルギー」と「ケトン体エネルギー」をつくる回路が出現
脂肪細胞
中性脂肪
分解
だまっていても、
どんどん痩せる!
脂肪酸
筋 肉
70%の
脂肪酸は
筋肉へ
ケトン体
エネルギー
燃える
脂肪酸
エネルギー
燃える
30%の
脂肪酸は
肝臓へ
肝 臓
ケトン体
脂肪酸
エネルギー
燃える
脳に必要なエネルギーのうち約6割はケトン体エネルギーでまかなえる
肝臓はそんなにエネルギーは必要ないので、他の臓器で使えるように「ケトン体」という物質をつくる
ケトン体
エネルギー
燃える
脳
※ケトン体が出ているかどうかをチェックする方法は130ページ参照

タンパク質をしっかり摂らなければならない理由「糖新生」のしくみ

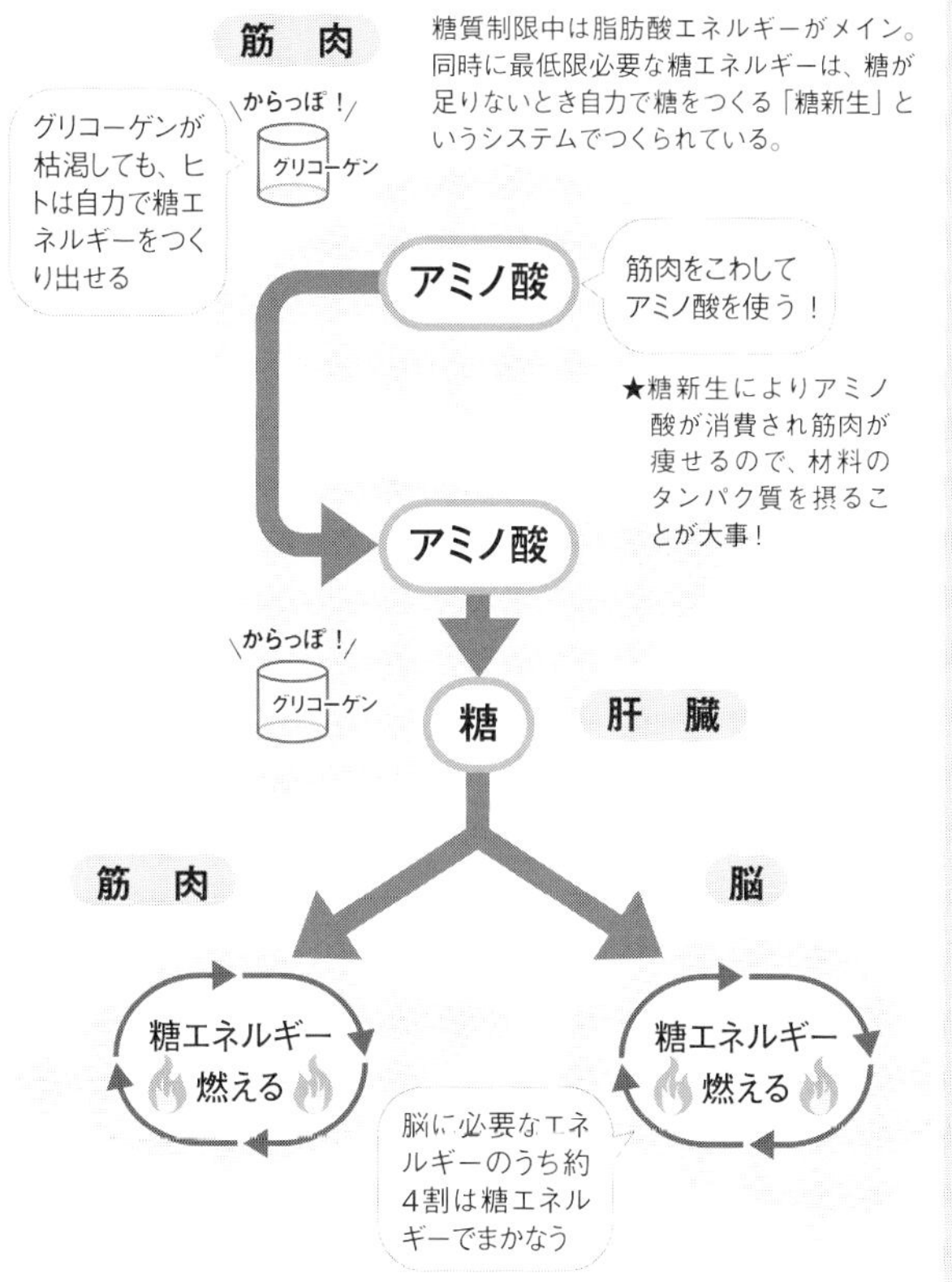

いったんケトン体回路が動くと、つくられたケトン体はあらゆる細胞でエネルギーとして使われはじめます。

特にケトン体をどんどん消費するのが心臓と腎臓、そして脳の神経細胞です。

あえて糖質を摂らず、ずっと枯渇した状態にしておくと、代わりにエネルギーとなるケトン体を供給しなければならないので、ケトン体回路が活発に回り続ける。つまり脂肪細胞中の中性脂肪がどんどん分解放出されることになります。

この活発な状態を「ケトジェニック状態」と名付けています。

ヒトは、糖質がなくてもエネルギー不足にはなりません。

そこで「あえて糖が足りない状態をつくり、ケトン体回路を回す食べ方をしよう！」、これがケトジェニックダイエットの考え方なのです。

アミノ酸が不足するからタンパク質を摂る

ケトジェニックダイエットは、確実に痩せるだけでなく、実践した人が健康効果も感じるため、センセーショナルな取り上げられ方をすることがあります。

ここで見落としがちなのが、タンパク質の重要性。

タンパク質はカラダをつくる重要な役割があるため、エネルギーとして使われることはあまりありません。

ケトジェニックダイエットでエネルギーになるのは主に脂質です。

ただし、**糖新生のために筋肉のアミノ酸が消費されるので、体内のタンパク質を維持するために、ケトジェニックダイエット中はタンパク質を多めに摂取することが大切。**

タンパク質の摂取量が足りないと、カラダは筋肉中のタンパク質を使おうとするためです。

筋肉を減らしたのでは元も子もありません。だから健康的に美しく痩せるために、肉をたくさん食べようということにつながります。


自己流の糖質制限ダイエットで間違うのもここです。ただ糖質を制限すればいい、では満足な栄養素が摂れず、カラダはボロボロになるので、要注意。

我々が減らしたいのは体脂肪だけ。これを忘れないでください。

ケトン体が悪者扱いされていた原因

長い間、ケトン体は悪いヤツだと思われていました。それどころか今でもまだ誤解されているフシがあります。誤解の元は、糖尿病の検査項目のひとつに「ケトン体」という項目があること。

ケトジェニックダイエットを知るキーワード

◎糖質
糖質＝炭水化物－食物繊維。糖質は不要だが、食物繊維は必要なもの

◎血糖値
血液中のブドウ糖の濃度を表す数値。上げないよう一定に保つのが◎

◎インスリン
血糖値が上がったとき大量に出る「肥満ホルモン」。なるべく出さないように

◎糖質制限
糖質をあえて枯渇させることで、脂肪をエネルギーとして使えるようにする

◎糖新生
筋肉のアミノ酸や脂質のグリセロールから、糖エネルギーをつくるシステム

◎ケトン体
体脂肪が燃えるとき、脂肪酸の一部からつくられる物質のこと

◎ケトン体回路（ケトジェニック回路）
体脂肪からケトン体が発生するまでのシステム。脂肪が燃えるので痩せる

専門的にいうと、ケトン体とは「アセト酢酸」「3‐ヒドロキシ酪酸（β‐ヒドロキシ酪酸）」「アセトン」の総称です。

ケトン体が血液中にたくさんある状態を「ケトーシス」と呼びます。血糖値は正常で、ケトン体濃度だけ高い状態。栄養学的にも健康的です。

医学部では、血液中や尿中にケトン体が出ているときは、体液のpHが酸性に傾いた「ケトアシドーシス」という状態だと教えられます。これは血糖値も血中ケトン体濃度も両方高く、血液が補正の限界を超え酸性に傾き、大変危険な状態のこと。

「ケトーシス」と、言葉は似ていますが、全く違います。

勉強不足のドクターの中には、ケトン体、ケトーシスなどと聞いただけでケトアシドーシスをイメージしてしまい、ハナから否定してしまう人がいまだにいます。

健康長寿にも役立つ

ケトン体についての研究が進むにつれ、ケトン体は悪者どころか、驚くべき健康効果が発見され始めました。日々、新しいエビデンスが増えているような状態です。

ケトジェニック状態を保つことができれば、体脂肪が確実に減るだけでなく、糖尿病のリスクが下がる、動脈硬化の進行が抑えられるなども徐々に明らかに。

中でも、ケトン体が健康長寿に役立つことがわかってきたのは大ニュース。

これを発見したのは、日本ファンクショナルダイエット協会のアドバイザーでもあるエリック・バーデン教授（カリフォルニア大学サンフランシスコ校）です。彼が論文を発表したことから、ケトン体は世界中から注目されることになりました。

バーデン教授の研究によりわかったことは、ケトン体が出ているときに長寿遺伝子（サート3）がオンになるということ。

長寿遺伝子はすべての人が持っていますが、飽食の我々現代人の普段は休眠状態。

ケトジェニック状態になると活性化することがわかったのです。

バーデン教授は、**ケトン体そのものが抗酸化誘導物質だったということも明らかにしました。**

ケトン体は細かく言うと3種類ありますが、そのうちのひとつ「β‐ヒドロキシ酪酸が活性酸素を無害化する酵素を活性化する」と研究報告したのです。

ケトン体はココナッツオイルで3倍になる

そして、このところ注目度が高いのが、ケトン体のアルツハイマー病への効果。ケトン体はそもそも、糖エネルギーがなくなった際に、脂肪酸からエネルギーをつくるときの副産物でした。

それが、糖質を枯渇させなくても、中鎖脂肪酸オイル（ＭＣＴ）を摂りさえすれば、ケトン体はつくられるというのです。

中鎖脂肪酸といえば、人気のココナッツオイル！　斎藤は自ら開発した化粧品などとともに、ココナッツオイルも販売しているのですが、アルツハイマー病を食い止められるらしいと報道されるやいなや、注文が殺到していました。

きっかけは、アメリカのメアリー・T・ニューポート博士の著書。中鎖脂肪酸の摂取で、夫のアルツハイマー病が劇的に改善した経験を記したものです。

中鎖脂肪酸を多く含むココナッツオイルをオートミールに加えて夫に食べさせると、その日のうちに劇的に症状が改善！

その後も3年間ココナッツオイルを食べさせ続けた結果、アルツハイマー病の症状の改善はさらに進み、病気の進行を止めることができたといいます。

アルツハイマー病は、脳のエネルギー源であるブドウ糖を上手く使えない状態です。脳がガソリン切れになって、記憶力や判断力が低下すると考えられています。しかし、脳のエネルギー源はブドウ糖以外にもあります。我らが「ケトン体」です。

ケトン体は脂肪酸をもとに肝臓でつくられます。ケトジェニックダイエットの説明では、この脂肪酸は、皮下脂肪など体内に蓄えられた脂肪を指していました。

でも実は、口から摂った脂肪酸もケトン体になるのです。

脂肪細胞は糖質が枯渇したときだけケトン体をつくるのに対し、**ココナッツオイルなどに含まれる中鎖脂肪酸は、摂ったら直ちに肝臓に運ばれ、ケトン体をつくることができます。**スピーディに体内のケトン体量を増やすことができるのです。

これは日本ファンクショナルダイエット協会の実験でも実証済み（グラフ参照）。10名の被験者にココナッツオイル33gを摂取してもらうと、3時間後に血中ケトン体濃度は平均して約3倍になりました。

ただし、中鎖脂肪酸の摂取でケトン体がつくられるからといって、糖質制限を行っていなければケトジェニックダイエットのような痩身効果はさほど期待できません。

このように、ケトン体の抗酸化誘導作用を利用する食事法を、「MCTケトジェニックダイエット」と呼んでいます。

ケトン体はココナッツオイルで3倍になる!

ココナッツオイル摂取時の総ケトン体

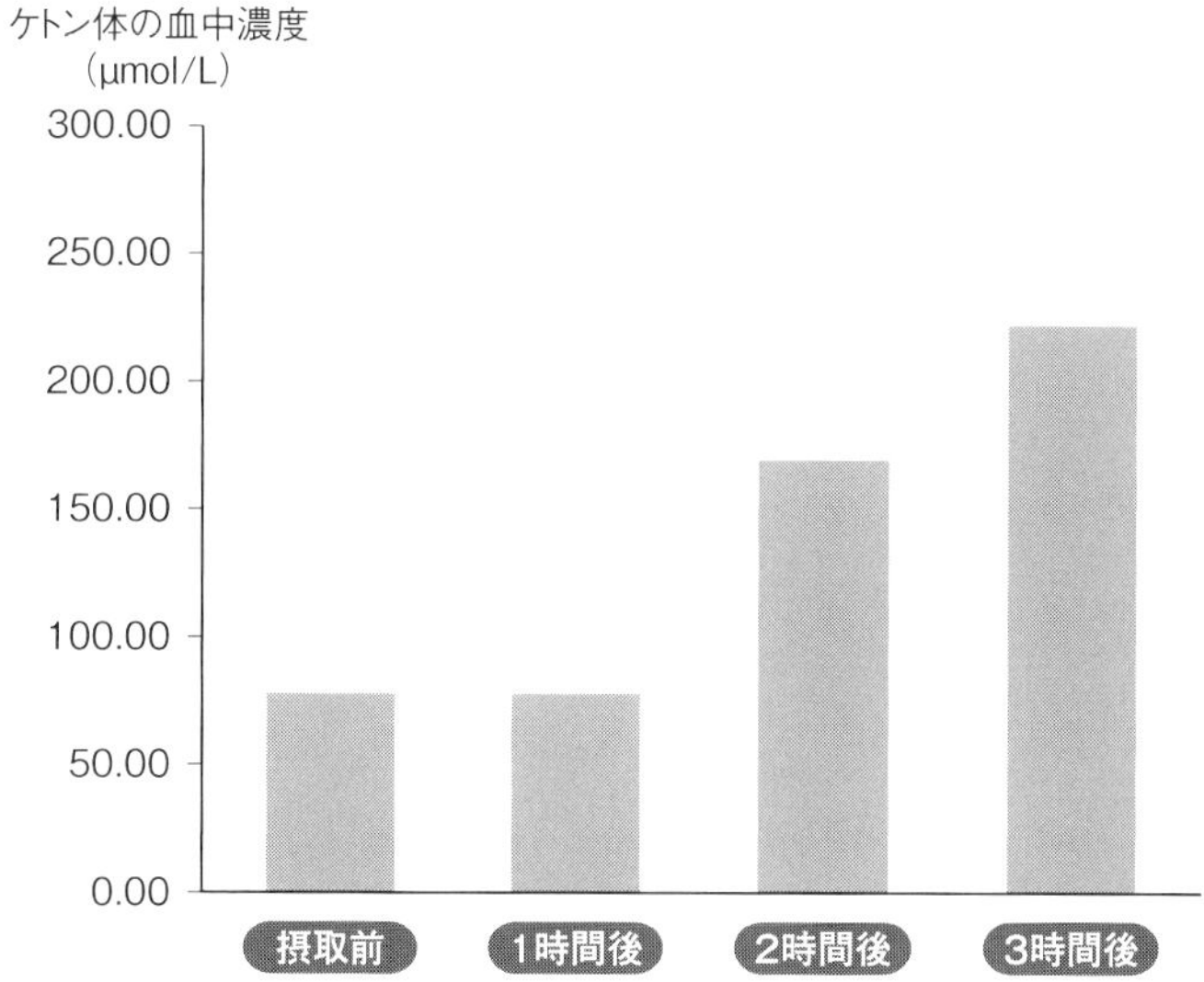

©JFDA日本ファンクショナルダイエット協会

糖質制限なしで、ココナッツオイルなどに含まれる中鎖脂肪酸を摂取してケトン体をつくり出す食事法のことです。

がん細胞の増殖もおさえる

もうひとつ、徐々に研究が進んでいるのは、ケトジェニックダイエットががんの予防や治療に生かせるのではないかということ。

もとになっているのは、多くのがん細胞はブドウ糖がなければ生存できないという事実。ブドウ糖を大量に消費するため、ブドウ糖の供給が断たれれば生存・増殖できないという性質があります。

がんを見つけるＰＥＴ（陽電子放射断層撮影）検査は、がん細胞がブドウ糖を取り込む性質を利用した画像検査法です。もうすでにこの検査法自体が「**がん細胞のエサは糖質である**」と言っているようなものです。

がん細胞は糖を食べて仲間を増やす

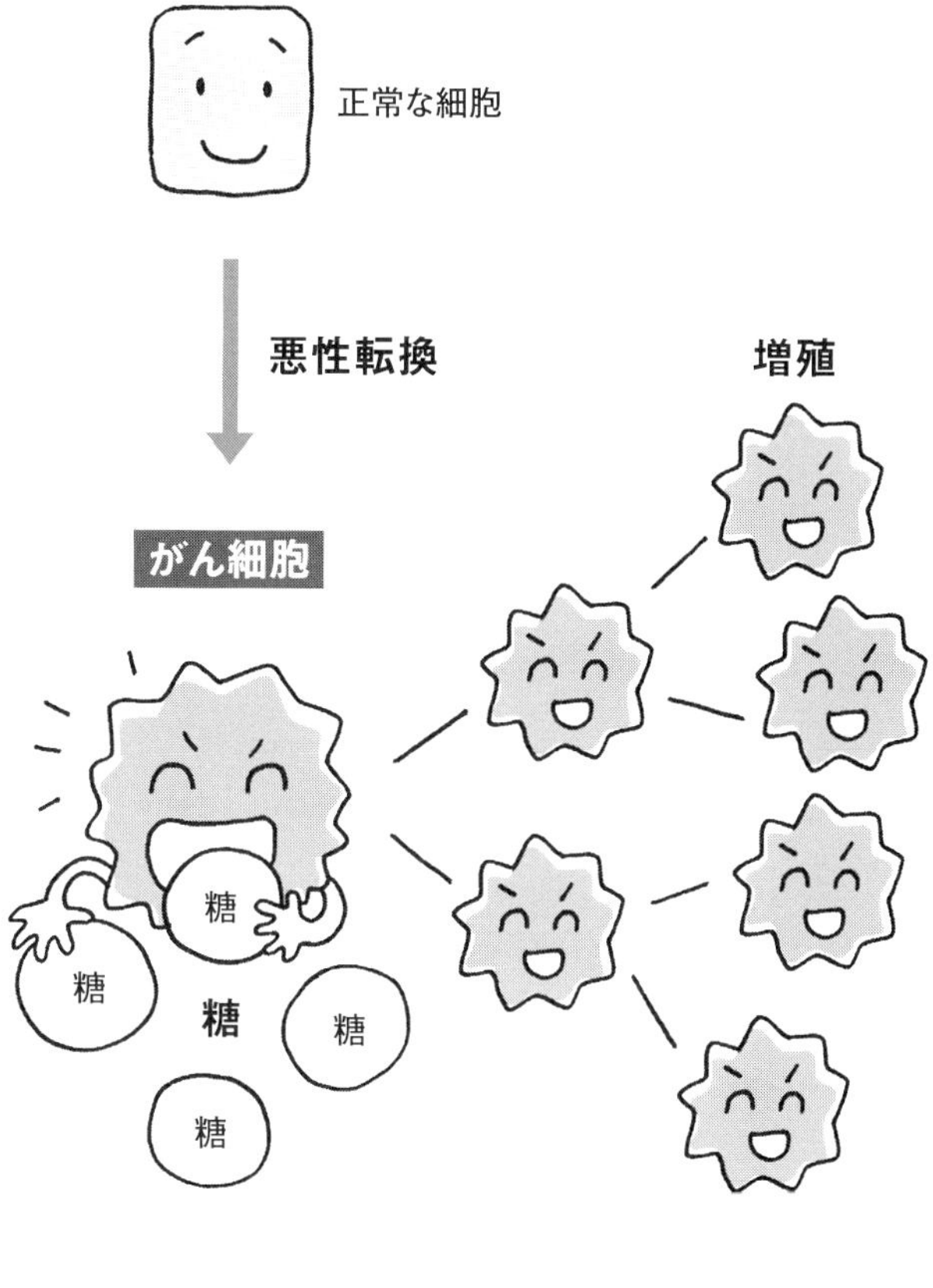

体内のほとんどの健康な細胞は、ブドウ糖、脂肪酸、ケトン体のどれかを使えます。でも、多くのがん細胞はケトン体が使えないのです。

大量の糖質を必要とし、ケトン体は使えない。

糖質を摂らずにケトン体をエネルギーとして使うのがケトジェニックダイエット。

これならがん細胞を兵糧攻めにできるのではないか……。

こうした考えは、新しく聞こえるかもしれませんが、1920年にドイツの生化学者オットー・ワールブルク博士によって発表されていました。彼は、がん細胞は欠陥のあるミトコンドリアを持ち、糖質で生きているということを発見し、1931年にノーベル生理学・医学賞を受賞しています。

既に、がんは予防可能な病気だと言われています。遺伝による要素が大きいと言われていたのはもう一昔前の話。

がんの発生は、遺伝因子と環境因子の組み合わせ。

環境が95％、遺伝子が5％。

この環境リスクファクターのうち、30％は食生活。

食生活は、がん予防に大きな影響を与えることは確実です。

Column 3

医療として注目される！
がんとケトジェニックダイエット

118ページでも説明したように、ケトジェニックダイエットをがんの予防に役立てる研究は着々と進行中。特に、「ケトジェニックダイエット」＋「MCT」＋「高気圧酸素療法」の併用は、動物実験やヒトの臨床試験（乳がん、脳腫瘍）で一部効果が報告され始めています。がん細胞は糖を主に利用し、ケトン体など脂肪由来のエネルギーを利用するのが得意ではありません。そこで、MCTケトジェニックダイエット（114ページ参照）が有効ではないかとされているのですが、ケトジェニック的な食事ではなくても、MCTオイル（中鎖脂肪酸＝ココナッツオイルなど）やオメガ３脂肪酸を摂取することは、炎症（がん細胞の転移を促したり、免疫機能を下げてしまう）を抑え、がんが育ちにくい環境にできる可能性があります。また、がん細胞の周辺は酸素が少なく、正常の細胞（免疫担当細胞）は機能が低下していることから、逆に体内を酸素でいっぱいにする高気圧酸素療法を取り入れる現場も増えています。斎藤が院長に就任した五反田「サーモセルクリニック」では、このようなケトジェニックダイエットを併用した治療を実際に採用。ここでは全身を酸素化することが期待される全身温熱療法「ソアラα療法」とケトジェニックダイエットを合わせたがん治療を開始しています。

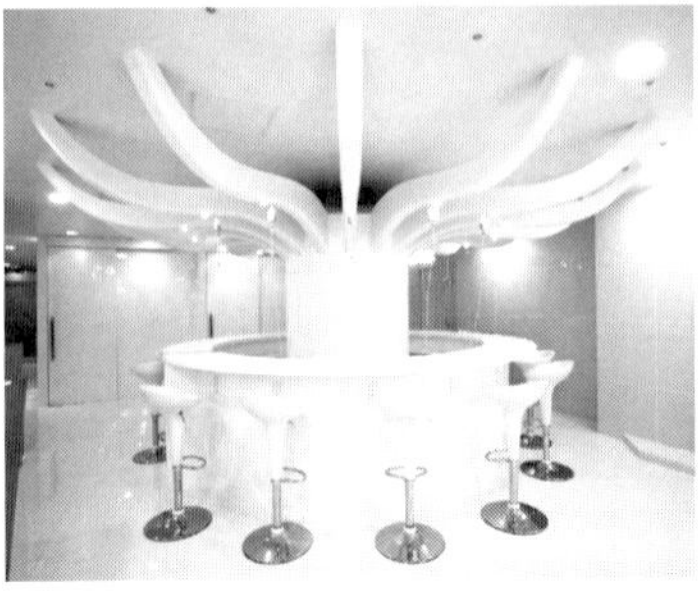

●サーモセルクリニック
http://thermo-cc.com

CHAPTER

4

ケトジェニックダイエットのルール

たっぷり食べてお酒も飲んでOK!

ケトジェニックダイエットを始める前に

さて、いよいよ実践編。その前にちょっとした注意点をまとめます。

❶全員に共通の注意点

筋肉量を減らさないようにする

他の糖質制限に比べ、ケトジェニックダイエットは筋肉量を極力減らさないよう考慮した方法ですが、それでも注意深く管理するに越したことはありません。

注目すべきは日々の体重変動だけでなく「除脂肪体重（体重から体脂肪量を除いたもの）」の減少。もし除脂肪体重が減っていたら、脂肪でなく筋肉や骨量などが減ってしまっているということ。

これは要注意です。タンパク質や必要な栄養素が足りていない可能性大！

まず、**体組成計を持っていない人は用意します。**

「体組成」とは筋肉・骨・脂肪・水分など、カラダを組織する成分のこと。「体組成計」はそれらに関する諸数値を測定するもので、最近は普及に伴って価格もとてもリーズナブル。健康管理のために、ぜひ、一家に一台は備えておきたいもの。とはいえ、体重の他に、体脂肪率が測定できれば十分です。

そして、**毎日決まった時間に同じ条件で測定し、記録します。**

スマホのアプリなどを使うと、勝手にグラフ化してくれるので、モチベーションの維持につながるはず。

大抵の人が続けやすく比較しやすいのは、朝起きてトイレに行った後に体組成計に乗ること。

体脂肪率は体内の水分から算出する数字のため、シャワーを浴びた後などは正しい数字が出ないので気をつけて。

まず、体脂肪量を出してみましょう。
体脂肪率から簡単に求めることができます。

【体重（kg）】×【体脂肪率（%）】＝【体脂肪量（kg）】

例えば、体重60・0kgで体脂肪率32・0%の人であれば、

【体重（60・0kg）】×【体脂肪率（32・0%）】＝【体脂肪量（19・2kg）】

19・2kgが体脂肪量ということに。

そして体重から「体脂肪量」を引くと除脂肪体重が出ます。60kg−19・2kgなので、40・8kgが除脂肪体重です。簡単でしょう？

これらを総合すると、除脂肪体重の求め方は次の計算式になります。

除脂肪体重の求め方

例）体重60.0kgで体脂肪率32.0%
の人の除脂肪体重

【体重（60.0kg）】−【体重（60.0kg）】
×【体脂肪率（32.0%）】＝【除脂肪体重（40.8kg）】

【体重（kg）】−【体重（kg）】×【体脂肪率（%）】
＝【除脂肪体重（kg）】

ケトジェニックダイエット期間は毎日必ず体重、体脂肪率（体脂肪量）とともに除脂肪体重を記録し、除脂肪体重が減らないように気を配ります。

「我々が減らしたいのは体脂肪だけ」。

これを肝に銘じておきましょう。

❷やってはいけない人・注意が必要な人

糖尿病、腎臓・肝臓に問題のある人

ケトジェニックダイエットは、基本的には健康な人向けのダイエット法。

何らかの持病や不調がある人、健康診断で「要再検査」の項目がある人は注意が必要です。また、妊娠中の人、成長期の子どもにもおすすめできません。

とりわけ、チェックしたいのは次のような人。

◎糖尿病と診断され、治療中の人
◎腎機能が低下している人：「クレアチニン濃度」の数値が基準値外
◎肝機能が低下している人：ALT（GPT）、AST（GOT）、γ《ガンマ》-GTPの数値が基準値外
◎尿酸値が高い人：尿酸値の数値が基準値外

特に、糖尿病の人は必ず主治医と相談を。

糖質制限は糖尿病の治療法でもあるのですが、インスリンや血糖降下剤を使用中の

人には、致命的な血糖値の降下や低血糖発作を起こすリスクもあるのです。

治療目的でケトジェニックダイエットを実践する場合には、主治医指導の下、血糖値測定を行いながらでなければお勧めできません。

❸やってもよい期間

2週間を目安にし、最長でも1ヵ月以内

ケトジェニックダイエットの効果は、個人差があります。ケトジェニック状態になるまでの期間も、脂肪の燃焼量も、人によります。

初めて取り組むときの目安は2週間。そこでそれまでと異なる、または何か気になる症状があるときには、自己判断せず、ケトジェニックダイエットを理解した医師や専門家の判断を仰ぎましょう。

それ以上継続したい場合は、血液検査を受けるなどして、体調や健康状態をチェックしてからにするのが理想です。

❹ケトジェニック状態の判断

ケトン体の量を尿試験紙でチェック

ケトジェニック状態とは、血液中の総ケトン体が１０００μｍｏｌ／Ｌ以上であり、セミケトジェニック状態とは、１０１〜９９９μｍｏｌ／Ｌ以下をさします。

ケトジェニックダイエットをスタートすると、大抵２日〜１週間でケトン体が増え、脂肪が燃焼しはじめます。

１週間経ってもなかなか体重が減らない場合は、正しく実行されていない可能性があるので、もう一度、食事内容を見直してみましょう。

ケトジェニック状態になっているか（ケトン体が出ているか）どうかは、尿や血液中のケトン体量をチェックすることで確実に判断できます。血液中のケトン体は、医療機関で検査してもらうことはできますが、結果が出るまでに時間がかかることもあるのでややハードル高め。

尿による検査なら、ケトン体を調べるための試験紙（ウロペーパー）が販売されて

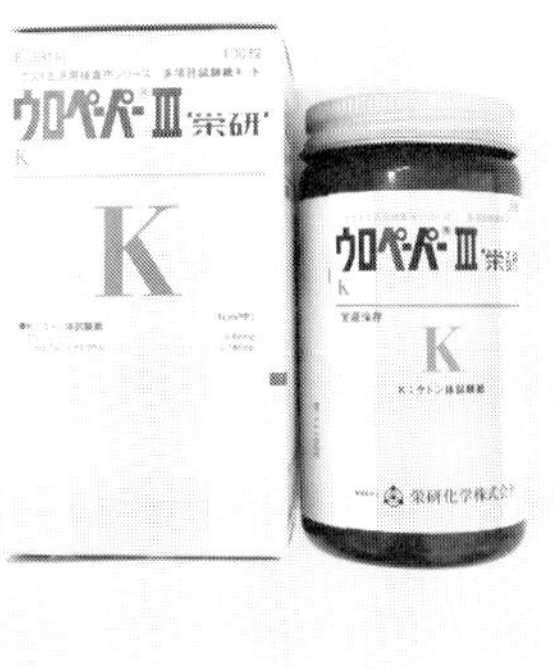

ケトン体を調べることができる試験紙（栄研ウロペーパーⅢK)。薬局にて取り寄せ可能。

ウロペーパーによる
尿中ケトン体の判断目安

反応	状態
1＋〜3＋	確実なケトジェニック状態
−〜1＋	セミケトジェニック状態
−	ケトジェニック状態にない＝糖質依存状態

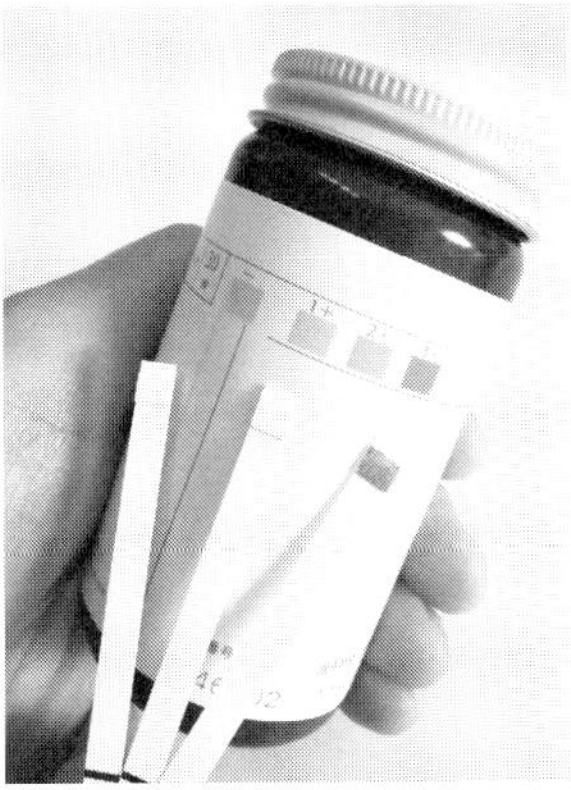

いるので、自分自身で簡単に調べることができます。

ケトン体の成分のうち、抗酸化誘導作用があって長寿遺伝子に関わるのはβ‐ヒドロキシ酪酸。尿検査で調べられるのはアセト酢酸だけですが、アセト酢酸が出ているときは、比例してβ‐ヒドロキシ酪酸の分泌量も増えているので、目安にはなります。

試験紙で＋の反応が出ればケトン体が出ているということに－の反応が出ればケトン体は出ていません。ただし、あくまで目安であり、－の反応でもケトジェニック状態になっている場合もあります。

ケトン体量を調べながら取り組むと、大半の人はヤル気が俄然アップします。

ＳＮＳに、試験紙の写真を投稿し合う光景もお馴染みになりました。１日１～２回検査すればよいものを、ケトン体の出るのが面白くて、何度も尿チェックするのもよくある例。**朝は夜間の絶食でケトン体が自然に出ているので、できれば夕方や夜の方が意味があります。**

ただし、既に糖質制限を続けていたり、体脂肪量が少ないスポーツマンなどは、尿中ケトン体が出てこないことも往々にしてあります。

詳しい数値が知りたい場合には、クリニックで血中ケトン体量を調べてもらうことをお勧めします。

ケトジェニックダイエットのルール

ここから、ケトジェニック回路を回す、基本的な食べ方を紹介しましょう。まず、必ず摂るべき食品、たまに摂ってもよい食品、なるべく避ける食品、避ける食品を図で説明すると、次のページの「ケトジェニックダイエット ピラミッド」のようになります。

ベースとなるのは、栄養素を7つのグループにわけた、ピラミッド。これを守って食べることで、インスリンを刺激しない低糖質、脂肪を燃焼させるケトジェニック状態をつくっていきます。

底辺のグループほど、しっかり摂るべき重要な栄養であることを表しています。とはいえ、細かい計算をするわけではなく、見たままを目安に食材を選んでOK。特に重要なのは「毎日必ず摂るべき食材」となる底辺のグループです。

ケトジェニックダイエット ピラミッド

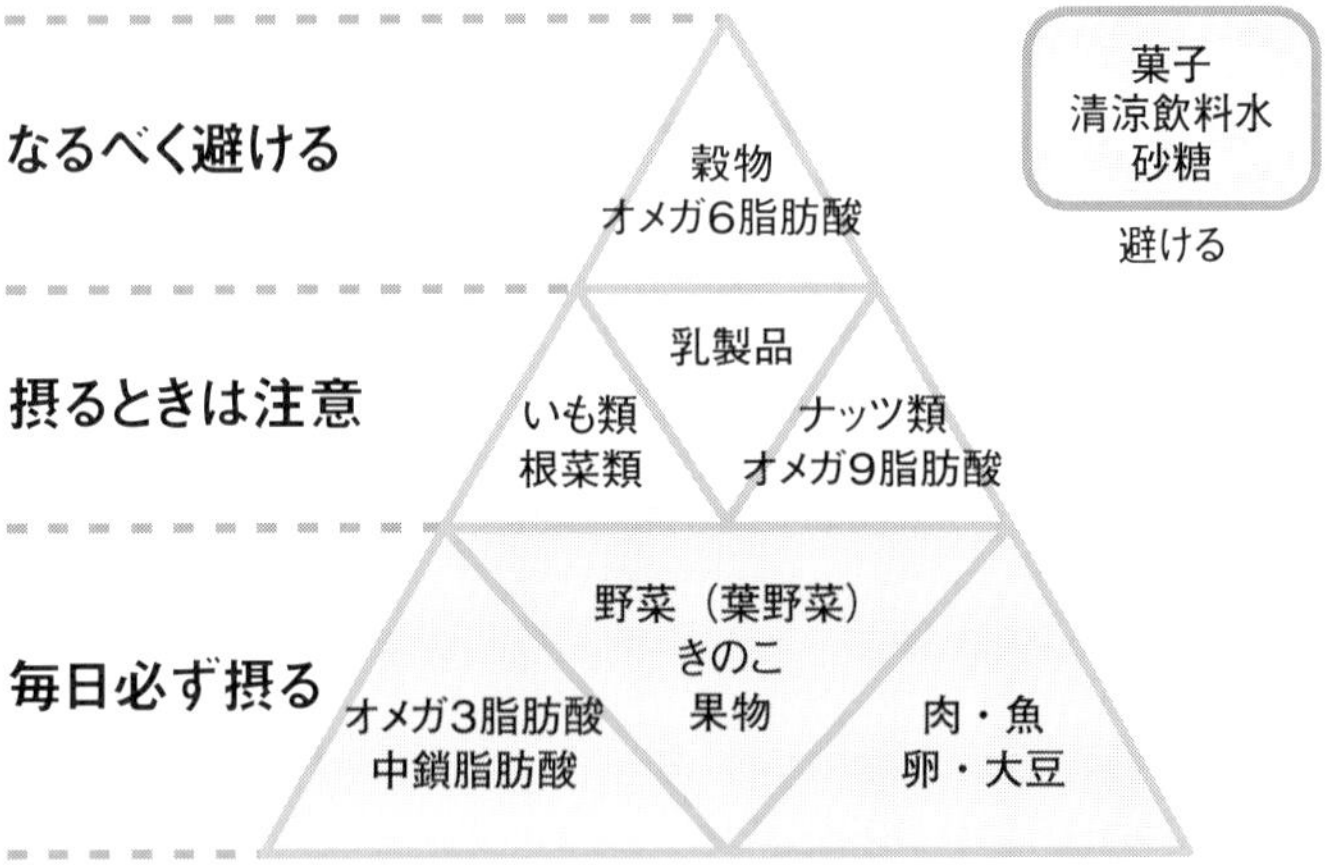

※乳製品・卵は、アレルギー・
乳糖不耐症に気を付ける

【毎日必ず摂るべき食材】

肉・魚・卵・大豆

主にタンパク質を多く含む食材。ケトジェニックダイエットでは不足しないように摂る必要があります。

野菜（葉野菜）・きのこ・果物

肉や魚の同量以上を摂取。例えば、ステーキを200g食べるとしたら、野菜・きのこ・果物も200g以上食べましょう。

オメガ3脂肪酸・中鎖脂肪酸

オメガ3脂肪酸は体内で合成できないため食品から摂取する必須脂肪酸。日常的に多く摂ってしまうオメガ6脂肪酸は控え、オメガ3脂肪酸を多く。

ルール1　糖質を制限！

ケトン体回路を回し、ケトジェニック状態を保つのに欠かせないのは、糖質を制限すること。これなしでケトジェニックダイエットは成立しません。

糖質制限のレベルにもいろいろありますが、

摂ってもよい糖質の量：1食20g以下（1日あたり60g以下）

これが斎藤が監修する、日本ファンクショナルダイエット協会のルール。

糖質とは「炭水化物から食物繊維を除いたもの」を指します（詳しくは73ページ参照）。摂った糖質量は食品成分表から算出しますが、食材の糖質量を数多く表示しているウェブサイトや本、g数から計算できるアプリを利用すると便利です。

もうひとつ、日本ファンクショナルダイエット協会のオリジナルルールには大きな特徴があります。

糖質量が１００ｇあたり10ｇ未満の食品・食材は「低糖質食品」とみなし、１食分の糖質量にカウントしなくてもよい

これは、他の糖質制限ダイエットと大きく違う点。他では、１００ｇあたりの糖質量の多少にかかわらず、すべての食材の糖質をカウントするよう指導されます。これは、我々のケトジェニックダイエットが、意外にゆるやかな糖質制限であることを表しています。もちろん、これは安全性が高いことの表れとも言えます。

どんなものに糖質が多く含まれるかは、毎食口に入れるものの栄養成分を調べているうちに徐々にわかってきます。主な食材の糖質量は巻末を参考に。

日本ファンクショナルダイエット協会のガイドラインでは、ケトジェニック状態、セミケトジェニック状態を保つ糖質量を想定しています。

＊ケトジェニック状態
1食あたり20g以下の糖質に制限（1日60g以下）
＊セミケトジェニック状態
1食あたり20～40gの糖質に制限（1日60～120g）

糖質20gをもし主食で摂るとすれば……
ごはん（精白米）約50g
パン（食パン）約45g
スパゲティ（ゆで）約75g

一般的な1食あたりの主食は、ごはん茶碗1杯が約150g、6枚切り食パン1枚が約60g、スパゲティ（ゆで）1食分は約240g……。主食を糖質20gに控えようとすれば、幼児の1食分以下の量になってしまいます。

どうしても主食が食べたければ、こんにゃくなどを加工した低糖質ごはんや糖質ゼロ麺、雑穀などを利用した低糖質パン（100g中糖質10g未満）などをお勧めします。だんぜん量がたくさん食べられます。

日本人は「ごはんに合うおかず」などと、どうしても主食を重視します。ごはんがすすむものがおかずという考え方から離れない限りは、一生主食問題はつきまとうわけです。

要は、主食の炭水化物を食べようと思うかどうか。

要は、「主食」という概念を持ち続けるかどうか。

既に嬉々として糖質制限をしている人達は、炭水化物を食べようとは思っていません。主食はなくて当然。炭水化物が主食、というのは前世紀の話。「おかずをお腹いっぱいもりもり食べよう」というのが21世紀です。

ケトジェニックダイエットを楽しんでやれるかどうかは、その辺にかかっていると言えます。

1週間で目標体重を実現した女性の例

ケトジェニックダイエット１週目で、2.4kg減量に成功した女性の例。目標体重を1週間で達成した後は、セミケトジェニック状態を維持するとよい。

36歳女性の場合
（体重47.6kg⇒目標45.2kg）

	開始週	１週目	2週目	3週目
血中ケトン体	43μmol/L	1747μmol/L	528μmol/L	264μmol/L
体重	47.6kg	45.2kg	45.8kg	45.7kg
前週比		−2.4kg	＋0.6kg	−0.1kg
昼食時の糖質摂取	自由	なし	昼に白米50ｇ	昼に白米100ｇ
ステータス	糖質依存	ケトジェニック	セミケトジェニック	セミケトジェニック

©JFDA日本ファンクショナルダイエット協会

もし、糖質 20g を主食だけで摂るとしたら？

＊ただし、野菜などその他の食品にも糖質は含まれているので注意！

ごはん（精白米）　パン（食パン）　スパゲティ（ゆで）

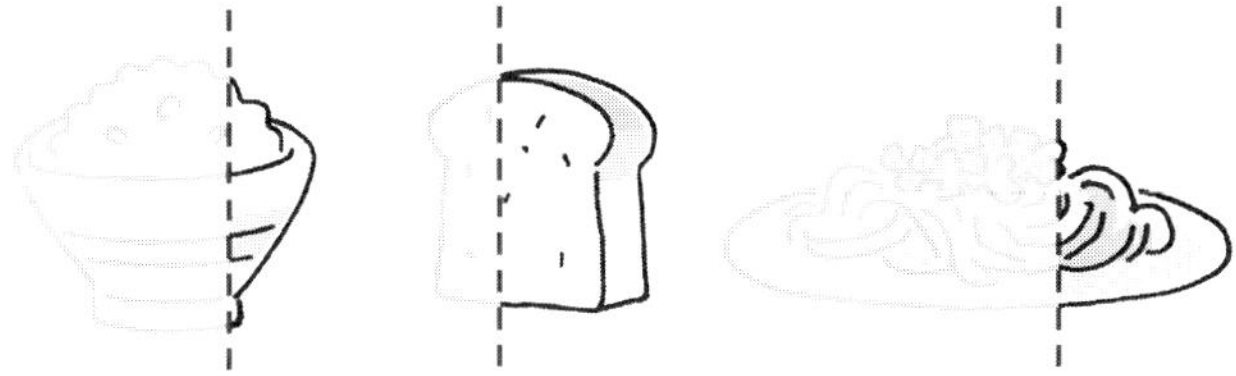

約150g→約50g　約60g→約45g　約240g→約75g

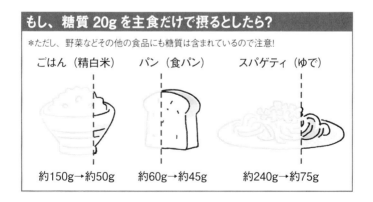

ルール2

タンパク質をしっかり摂る！

ケトジェニックダイエットで次に大切なのはタンパク質をしっかり摂ること。その摂取量は、実は一定の量と決めているわけではなく、体重から算出するのが特徴です。

1日に摂るべきタンパク質の量：体重1kgあたり1・2〜1・6g
※多くても2・0gは超えないように

例えば、**体重55kgの人なら、1日、55kg×1・2〜1・6g＝66〜88gが必要量です。**これは厚生労働省の推奨量より、やや多い程度。

これがルール。上限を決めているのも日本ファンクショナルダイエット協会のケトジェニックダイエットならでは、です。これも腎臓・肝臓などの負担を考慮したうえでのこと。

肉や魚などからタンパク質をかなり多く摂るイメージを持つ人が多いのですが、小柄な人は体重も軽いため、実はそれほど量を多く感じない人もいます。

厚生労働省の「食事摂取基準」では、タンパク質の推奨量として、18歳以上の男性で1日60g、女性が50gと設定されています。それほど少ないわけではありません。

肉や魚は正味量の約20％がタンパク質量なので、体重55kgの人がもし肉だけでタンパク質を摂るとすれば、1日330〜440g必要になる計算。でも実際には、1日に330〜440gのステーキを1枚だけ、ということはほとんどありえません。

良質のタンパク質であれば植物性、動物性どちらでもよいので、卵や大豆製品のタンパク質もカウントします。

きちんと食事を楽しんで食べる人なら、1日3回に分けていろいろな食材からタンパク質を摂れることになります。

「〝いきステ（いきなり！ステーキ）〟で、お昼に300gのステーキを食べてきた」などと言う肉食派もいますが、1食で摂るよりも分けたほうが吸収利用率がよいので、1日量を数回に分けて摂るのが理想的です。

また、肉があまり得意ではない人は、魚はもちろん、豆腐や納豆などの大豆製品を上手に使うとタンパク質量がクリアできます。

覚えておきたいタンパク質量の目安

肉類（100g）約20g
魚類（100g）約20g
卵（1個）約6g
豆腐（1丁＝300g）約20g
大豆（100g）約10g

タンパク質を多く含む食品（1食当たり）

食品		1食当たり使用量	含有量
肉	和牛赤身（生）	100g	20.2g
	黒豚ひれ肉（生）	100g	22.8g
	鶏肉ささみ（生）	100g	24.6g
魚	黒まぐろ（赤身、生）	6切れ少し厚め（100g）	26.4g
卵	全卵（生）	全卵2個（100g）	12.3g
豆・豆製品	納豆（糸引き）	1パック（40g）	6.6g
	豆腐（木綿）	1／2丁（150g）	9.9g
乳製品	パルメザンチーズ	大さじ1.5杯（14g）	6.2g

©食品成分表2015

豆乳（100㎖）約7g
納豆（1パック＝40g）約6・6g

必要な栄養素をいろいろな食材から摂るほうがバリエーションが増え、食事は圧倒的に楽しいはず。制限という言葉にとらわれない、強制された食生活だと思わなくてよい、それがケトジェニックダイエットの醍醐味です。

ルール3 食物繊維・ミネラルをたっぷり摂る！

ケトジェニックダイエットでは、野菜（葉野菜）やきのこ類も重要食材。

1日に摂るべき食物繊維の総量（水溶性と不溶性の合計）：20g以上

これもルールです。厚生労働省の「食事摂取基準」でも、2015年版から食物繊維の目標量が増えました。「極端でない範囲で、できるだけ多めに摂取することが望ましい」とされています。

葉野菜は重量の3〜5%が食物繊維なので、食物繊維の1日の摂取量を生の葉野菜に換算すると400〜670g。**両手山盛り以上の野菜をサラダにして食物繊維が約20g摂れると覚えます。**

2〜3回に分けて食べたり、加熱して食べれば、それほど多い量ではありません。

「肉・魚」と「野菜・きのこ」を同量ずつ食べる、と決めても覚えやすいもの。ステーキを200g食べるときには、野菜・きのこも200g以上摂るようにすればいいのです。

ただし、野菜の中でもいも類・根菜類には糖質が高いものが多いので、注意が必要。

100g当たり糖質量が10g未満ならよいのですが、10g以上になるいも類や根菜類は食べる量に気をつけます（巻末参照）。

進んで食べたいのは「葉野菜ときのこで400g」。

これを頭に刻んでおきましょう。

また、葉野菜が苦手な人は、スムージーが強い味方に。

糖質の低い果物を入れてスムージーにすると一気に食物繊維が摂れます。

また、食事がきちんと摂れないときなどは、スムージーにプロテインパウダーを入れて、タンパク質を摂るのも賢明。

食品100g当たりに含まれる食物繊維の多い食材

水溶性食物繊維	納豆（糸引き）	2.3g
	モロヘイヤ（生）	1.3g
	オクラ（生）	1.4g
	かんぴょう（ゆで）	1.9g
	エシャロット	9.1g
	アボカド	1.7g
	あしたば（生）	1.5g
	菜の花（ゆで）	1.3g
	レモン	2.0g
	大豆（国産乾）	1.8g
不溶性食物繊維	おから（新製法）	11.1g
	かんぴょう（ゆで）	3.4g
	エリンギ（生）	4.0g
	えのき（生）	3.5g
	えんどう豆（ゆで）	7.2g
	モロヘイヤ（生）	4.6g
	納豆（糸引き）	4.4g
	アーモンド（乾）	9.6g
	しいたけ（生）	3.0g
	ぶなしめじ（生）	3.4g
	まいたけ（生）	2.4g

©食品成分表2015

もちろん、プロテインは糖質を含まないタイプを選びます。

そして食物繊維とともに目を向けるべきはミネラル。

1日に摂るべきミネラルの量：カリウム3・5g以上、カルシウム650mg以上、マグネシウム350mg以上

前述のように、ミネラルはビタミンとともに栄養素を効率よくエネルギーに替えるために積極的に摂りたいもののひとつ。

糖質制限中に起こる不調は先にも挙げましたが、大抵はミネラルが不足するために起こるもの。ルール3ではミネラルでも亜鉛を省いていますが、亜鉛も意識して摂るのが正解です。

食品100gあたりに含まれるミネラルの目安

カリウム	生わかめ	730mg
	ほうれんそう（生）	690mg
	納豆（糸引き）	660mg
	アボカド	720mg
	大豆（国産ゆで）	570mg
カルシウム	しらす干し（半乾燥）	520mg
	桜海老（ゆで）	690mg
	からふとししゃも（生）	350mg
	いわし（缶詰、油漬け）	350mg
	油揚げ	300mg
	モロヘイヤ（生）	260mg
マグネシウム	納豆（糸引き）	100mg
	大豆（国産ゆで）	110mg
	生わかめ	110mg
	アーモンド（乾）	310mg
	ごま（炒り）	360mg
	あさり（生）	100mg
	つぶ貝（生）	92mg

©食品成分表2015

ルール4 オメガ3脂肪酸を小さじ1杯以上／1日

カラダにいい油として脚光を浴びているオメガ3脂肪酸ですが、ケトジェニックダイエットでは、日常的に摂ります。

1日のオメガ3脂肪酸の必要量：2g以上（1日小さじ1杯）

なぜオメガ3脂肪酸だけ必要量を定めているのでしょうか？

体内で合成できないため、食品から摂取する必要がある油脂を「必須脂肪酸」と言います。これにはオメガ3脂肪酸とオメガ6脂肪酸の2つがあります（153ページ参照）。

このうち、オメガ3脂肪酸はなかなか摂りにくいため、ケトジェニックダイエットではあえてしっかりと摂取するよう勧めているのです。

注目すべきはオメガ3とオメガ6の割合です。理想は「オメガ3：オメガ6＝1：4」。日本人はオメガ6の摂取量が非常に多く1：8、人によってはなんと1：40にも及びます。身のまわりにある油の多くがオメガ6なので、なんとなく想像はつくはず。

何が問題かと言えば、2つの必須脂肪酸は体内で全く正反対の働きをすること。オメガ6にはアレルギーや炎症を促進する作用があり、多く摂りすぎるとアレルギー症状の悪化や不調の原因に。

反対にオメガ3には、アレルギー抑制、炎症抑制、血栓抑制と、オメガ6とは逆の働きがあります。オメガ3を意識して摂るべき理由はここです。

脂質の摂取バランスを見直しただけで、アトピー性皮膚炎やぜんそくが緩和した、という報告も少なくありません。

オメガ3を多く含む青魚などを積極的に摂取するだけでも比率は変わってきます。

特に、**肉のなかでも牧草牛は脂肪酸の比率が理想的。摂りすぎによる脂肪酸バラン**

オメガ3脂肪酸とオメガ6脂肪酸の比率が重要

比率1.06が理想的！　比率8を超えると不調の原因に！

種類（100gあたり）	オメガ3（g）	オメガ6（g）	オメガ6/3比	脂肪酸総量（g）
ニュージーランド 牧草牛　リブ　焼き	0.146	0.155	◎1.06（理想的）	8.93
国産　リブロース 脂身付　焼き	0.08	1.60	×20	40.39
国産　リブロース 赤身　生	0.04	0.63	×15.75	15.67
天然まあじ　生	1.17	0.15	0.13	青魚はほとんどオメガ3

五訂増補　日本食品標準成分表　脂肪酸成分表編/ビーフ＆ラムNZ2011年資料

スの悪化の心配はありません。

オメガ3の代表は、最近スーパーでも手軽に買えるようになったあまに油やえごま油、サチャインチオイルなどですが、摂取量は小さじ1杯程度で1日分をクリア！

オメガ3は熱に弱く酸化しやすい油なので、加熱調理には向きません。

サラダのドレッシングに使ったり、冷たいスープに混ぜるなどして、より積極的に摂ることを心がけて。

必須脂肪酸		一価不飽和脂肪酸
オメガ3 ＊α-リノレン酸、DHA、EPA	オメガ6 ＊リノール酸	オメガ9 ＊オレイン酸
サチャインチオイル あまに油 えごま油 ヘンプシードオイル 青魚の油	サラダ油 ごま油 紅花油 コーン油 ひまわり油 大豆油　など	オリーブ油 キャノーラ油など

オメガ3脂肪酸を多く含む食材（100g中）

• サチャインチオイル 約50g	• マヨネーズ（卵黄型） 5.06g	• いわし缶詰（蒲焼き） 4.23g
• あまに油 約50g	• マヨネーズ（全卵型） 4.17g	• さんま缶詰（味付け） 4.16g
• えごま油 約50g	• さば（生） 6.44g	• さんま（生） 3.95g
• ヘンプシードオイル 約20g	• すじこ 5.83g	• ぶり・はまち（生） 3.63g
• チアシード 約20g	• あゆ（生） 5.19g	• いわし（生） 3.16g
• くるみ（炒り） 9.0g	• イクラ 4.70g	• さば缶詰（味付け） 3.33g

NG食材

ごはん、麺類、パンなどの炭水化物
スナック、お菓子類全般
糖質の多い根菜、いも類
糖質の多い果物
小麦粉を含む加工食品
人工甘味料を使用した 「糖質ゼロ」「カロリーゼロ」食品
牛乳（乳糖を含むため）
ドライフルーツ
市販の野菜ジュースやフルーツジュース、 人工甘味料入りの飲料全般
ビール、日本酒、梅酒、ワインなどの醸造酒、 カクテルなど甘いアルコール類 ＊お酒については163ページ参照
糖質を含む調味料（砂糖、みりん、ケチャップ、 ウスターソース、市販のドレッシング）

覚えておきたい！　OK食材vs.NG食材

＊具体的なOK・NG食材は244ページ参照

OK食材
牛・豚・鶏・羊など肉類全般、魚介類全般、卵、大豆製品
バター、植物油（特にオメガ３脂肪酸を含むオイルを推奨。中鎖脂肪酸を多く含むココナッツオイルは１日大さじ２杯を推奨）
葉野菜、海藻、きのこ（毎日大量に摂るつもりで）
糖質の少ない果物、チーズ、ナッツ類、カカオ比率の高いビターチョコレート
焼酎、ウイスキー、ウォッカなどの蒸留酒、辛口ワイン（適量であれば飲んでも可）＊お酒については163ページ参照
糖質の少ない調味料（塩、こしょう、酢、マヨネーズ、ハーブ類）

Column 4

集中力＆体力アップに理想的なケトジェニックダイエット

斎藤は、ラリードライバーの新井敏弘選手をサポートしています。特に東南アジアなどの過酷な環境の中、極限状態になる真夏のレースに向けて対策を指南。ケトジェニックダイエットを導入してもらっています。「世界のARAI」に感化され、斎藤自身も趣味でラリーに参戦。2013年、「FIA世界ラリー選手権(WRC)」の開幕戦「ラリー・モンテカルロ」を見事完走しました。初参戦にもかかわらず、５日間で3500kmを超える距離を走破できたのも、ケトジェニックダイエットを実践したため。ラリー中には炭水化物を摂らず、サラダとステーキを中心に食べました。血糖値の乱高下が起きないので、食後の眠気が起こらず、集中力が持続するのです。2015年秋には「アルパイン・クラシックカー・ラリー」に「Vitamix ポルシェ（1981年型911SC)」を駆って参戦。オープンクラス優勝を果たしました。ここでもケトジェニックダイエットのスピード競技に対する有用性を実証したと自負。ケトジェニックダイエットは、持久性を求められる作業や激しいスポーツに適していますが、一方で、居眠り運転を予防し、安全運転にも寄与できると確信しています。

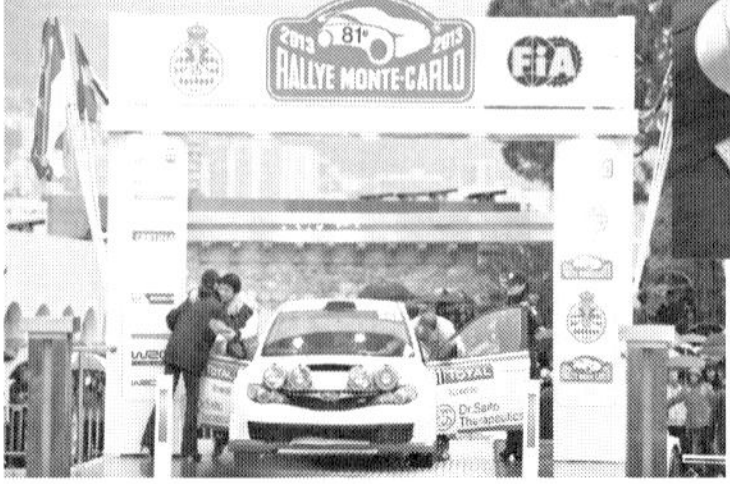

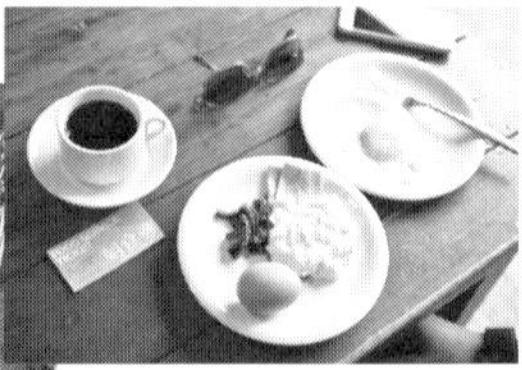

FIA世界ラリー選手権開幕戦。ケトジェニックな食事で５日間を走破しました！

CHAPTER

5

実践！ケトジェニックダイエット

外食派もうちメシ派も、
続ける秘訣はこれ！

理想的なタンパク源は牛肉！

タンパク質源として、斎藤が牛肉をしつこく勧めているのは、食物アレルギーが出にくいというのが第一の理由。でも、それだけではありません。

これまで説明してきたように、ケトジェニックダイエット的にはタンパク質を含め、健康のために毎日摂らなければならない栄養素がたくさんあります。**牛肉は優秀なタンパク質源であるほかに、他の動物の肉と比べてさまざまな栄養素を豊富に含んでいるため、食材としてはとても理想的**なのです。

特に、牛本来の姿である**牧草を食べて育った健康牛は斎藤のイチ押し**。

そもそも牛は草食動物。牛は食べた草で腸に棲《す》む共生微生物を育て、それらを消化吸収してタンパク質を得ています。

牛には、草を食べて育つ「牧草牛（牧草飼育牛）」と、穀物を食べて育つ「穀物牛（穀物飼育牛）」があり、霜降りになりやすい後者が世界的にも主流です。

実はこの2種類、タンパク質の面では大差なくても、含まれる栄養素がかなり違います。牧草で育った牛と、とうもろこしなどの穀物・豆類を食べて育った牛とは、含まれる脂肪酸のバランスが大きく違うのです。

のびのびと放牧され、牧草のみで育てられた牧草牛は、穀物牛にはあまり含まれない、牧草由来のオメガ3脂肪酸が豊富なことが最大の特徴。

天然のあじやさばなど、青魚にオメガ3脂肪酸が豊富なのは、海中の植物性プランクトンを食べて育つから。牛も同じこと。牧草を主食にした牛と穀物を食べた牛が違うのは当然です。

世界的には和牛が人気ですが、和牛の多くは穀物で飼育されています。霜《しも》が入りやすい和牛を牛舎で飼いながら、増体の良い（太りやすい）穀物中心のえさで、霜降り牛を究《きわ》めます。しかし、栄養面では牧草牛に劣るのは否めません。

それでも最近は、国産牛の飼育法やえさが見直され、健康で栄養価の高い牛を飼育する生産者が増えてきました。本当に嬉しいことです。

辿り着いた結論は「牧草牛」

斎藤はもともと肉好きですが、今のように食材に詳しくなかった頃、牛肉と言えば「霜降りのA5ランク」と信じて食べていました。

それが、機能性医学会の認定医プログラムに参加するためにアメリカに行くようになり、あちらでドライエイジングビーフの美味しさに目覚めたのです。

溶けてなくなるような霜降り肉と正反対。かみしめるほど味の出てくる熟成肉は新しい体験でした。そして日本でも短角牛や赤身肉＝健康牛を食べ歩くようになり、ついには生産者の元へ行き、飼育法を勉強するようにもなりました。

如実にわかったことは、国産牛も育て方によっては美味しさも栄養面も、激変するということ。でも、そうした健康和牛は育てるのが難しく、また牧草では牛のカラダも大きくならないため、結果的に高価になります。家庭で日常的に食べるのには、まだまだ難しいため、**できるだけ手に入りやすい牧草牛を探した結果、ニュージーランド産の牧草牛に辿り着いたのです。**

ニュージーランドは世界で最も安全に、牛を飼育できる国。国土の半分が牧場。ほぼ100％の牛が放牧によって、牧草だけを食べて育てられています。

青々とした草が地平線まで広がる牧場で、のびのび育ってストレスフリー。健康なので抗生剤の予防投与もされず、もし病気にかかって投与されるときも、使用は最小限で、抗生剤が体内からなくなるまで出荷されません。ホルモン剤などの使用は一切禁止です。

牛舎に住まわせ運動量を控えさせ、穀物飼料や人工飼料を与えて育てる他国のメタボ牛や、オスに女性ホルモンを投与して肉質を柔らかくした牛とは、お肉の状態も違っていてあたりまえです。

でも、斎藤はアンチ和牛というわけではありません。それどころか、いつも国産の健康牛を探しています。つい最近も、素晴らしい国産牛を視察する機会に恵まれました。

九州大学農学部の後藤貴文《ごとうたかふみ》先生が中心となり、研究に取り組む「Qビーフ」です。これがまさに、斎藤が理想とする健康牛。国産の黒毛和牛を国内の高原でのびのび放牧し、国内の牧草で育てている牛。国産健康牛は、えさも国産が理想です。こんな牛肉がこれから徐々に市場に出回って行くことになると思うと、ワクワクします。

健康牛が食べられるオススメ店については、186ページにまとめました。

お酒の選び方

ケトジェニックダイエットではお酒の種類さえ間違えなければ、飲んでもＯＫとしています。

ただし、選び方と飲みすぎに気をつけて。**過度のアルコールは脂肪の分解を抑制するので注意してください。**基本的には、糖質が低いお酒を選びます。

覚えておきたいのは、「蒸留酒」は糖質がゼロということ。**焼酎、ウイスキー、ブランデー、ウォッカ、ジン、ラムなどは、飲んでも血糖値に影響を与えません。**

ただし、アルコール度数が高いので、水や他の飲み物で割って飲むことが多くなります。シロップや果汁を混ぜて作るタイプのカクテルはＮＧ。

例えば、ウォッカとオレンジジュースで作るスクリュードライバーは、グラス１杯で20ｇの糖質が入っています。

スピリッツは水か炭酸水（ソーダ）で割るのが基本。焼酎を割るなら水やウーロン茶のように糖質を含まない飲み物で。カクテルのレシピに詳しくなると、糖質が低いお酒をオーダーできるようになります。

一方、ビールや日本酒、紹興酒、ワインなどは「醸造酒」。

こちらは糖質が多く、残念ながら避けたいもの。

ただ、辛口赤ワイン、辛口の白ワイン、辛口スパークリングワインはわりに糖質量が少ないので、適量であれば飲んでも可とします。

自分で購入するなら、甘辛表示を詳細にチェック。

飲食店でソムリエがいるなら、糖質が低い＝甘くないものを指名。甘口ワインは必ず避けます。

そもそもデザートワインは、糖度の高い果汁から作られるので、選ばないように。

また、斎藤も大好きなシャンパーニュ（フランス・シャンパーニュ地方特産のスパークリングワイン）。これは、製造過程で甘いリキュールを加えて味の調整（ドサージュ）をするのが一般的で要注意です。**シャンパーニュであれば糖度が最も低い「エクストラ・ブリュット（extra brut）」と指名しましょう。**

お酒の選び方

OK	NG
焼酎（ホワイトリカー、本格焼酎）	ビール
ウイスキー	発泡酒　ビールテイスト飲料
ブランデー	日本酒
ウォッカ	梅酒
ジン	紹興酒
ラム	酎ハイ（ウーロンハイ、緑茶ハイなどはOK）
辛口ワイン	カクテルなどの甘いアルコール
	甘口ワイン
	＊「糖質オフ」「糖質ゼロ」表示のお酒でも合成甘味料を含むものは注意

いま、発泡酒をはじめ「糖質ゼロ」商品がズラリと並んでいます。

ビールテイスト飲料やチューハイ、日本酒まで糖質ゼロがあります。

確かに「糖質」がゼロなら血糖値を上げにくいのですが、**「カロリーゼロ」や「糖類ゼロ」は、糖質がゼロとは限らないので要注意です。**

詳しくは76ページを参照のこと。

人工甘味料はなるべく避ける

お酒に限らず、世の中には糖質オフ商品が続々出てきています。

特に、主食やお菓子など、糖質制限をしている人こそ欲しがる商品がたくさんあります。

その多くは、砂糖などの甘味料を控え、人工甘味料を使っています。

人工甘味料には、「合成甘味料」と「糖アルコール」があります。合成甘味料とは、食品に存在しない甘み成分を人工的に合成したもの。

アセスルファムカリウム、アスパルテーム、ネオテーム、スクラロース、サッカリンナトリウムなどがあります。

砂糖の何百倍もの甘さを持つので、少量だけで甘味を感じるため、カロリーオフやノンカロリー食品に入っているのです。

いくらノンカロリーでも、膵臓が反応してインシュリンを分泌してしまう甘味料もあります。アセスルファムカリウムは、血糖値は上げないのにインスリンの追加分泌を起こすというデータがあるなど。

また、サッカリンは腸内細菌を介してメタボリックシンドロームを引き起こすという報告もあるので、注意が必要です。

一方、キシリトール、ソルビトール、エリスリトール、ラクチトールなどに代表されるのが糖アルコール。こちらは、天然にも存在する甘味料で、糖類を還元して作られる物質です。

これらは血液中には完全に吸収されにくいので、血糖値を上げにくいのですが、過剰に摂取すると鼓腸や下痢の原因になります。

このうち、糖質ゼロではないにもかかわらず、血糖値を上げないと言われているのは、エリスリトールです。
エリスリトールと羅漢果のエキスからつくられた自然派の甘味料「ラカントS」は、血糖値に影響しないため、ケトジェニックダイエット中のレシピにはよく登場します。

人工甘味料の中には、血糖値に影響しないと言われつつ、現実にこれを口に入れるとインスリンが上がってしまう人もいました。
口に入れて甘いと感じることは、パブロフの犬（条件反射）みたいなもの。

甘い食べ物を食べると血糖値が上がるのは当然ですが、血糖が上がる以前に神経が甘いと感じただけで、インスリンが分泌されるようになっているのだと思います。
たとえ人工甘味料がいくら血糖値を上げないと言っても、です。

斎藤も、インスリンを上げないはずの甘味料入りの飲み物を飲んだ後、血糖値やインスリン値は変化していないのに、眠くなることがありました。

ヒトのカラダは、なかなか教科書通りにはいかないものなのです。

市販の加工食品は便利なので、人工甘味料を避けて通ることはなかなか難しいものですが、そのことを頭に置いて食品を選ぶようにしましょう。

卵や乳製品は控えめに

タンパク質源として、牛肉をお勧めしていますが、牛肉が難しければ、鶏でも豚でも羊でも、肉ならなんでもいいと思います。

もちろん、肉以外にも魚、大豆製品、牛乳、乳製品、卵からも良質のタンパク質が摂れるのでＯＫ。**なかでも牛肉は食物アレルギーが出にくいというのが勧める第一の理由です。**

食物アレルギーには、食べてすぐ起こる「即時型食物アレルギー」、食べてもすぐには反応が出ない「遅延型（非即時型）食物アレルギー」の２種類があります。

即時型を起こしやすいのはご存じ、卵、そば、小麦などで、その場で症状が出ます。

遅延型（非即時型）は、食べ続けているうちに体内で炎症が起こり、アトピー、下痢や便秘、疲労感、関節痛など慢性的な病気や症状の引き金に。

こちらも卵などの他、牛乳、乳製品にも多いアレルギー。

卵は、1日食べたら3日は食べないローテーションを組むといいでしょう。その場合は1日数個食べても大丈夫です。

そして乳製品。ヨーグルトを食べないとお腹の調子が悪いという人も多いのですが、ヨーグルトで便秘が改善している人の中には、乳製品に対する非即時型食物アレルギーで下痢を起こしていることもあるのです。アレルギーの面から考えると、積極的にお勧めできない食材のひとつ。

チーズもＯＫ食材ですが、同じく食べすぎには注意したい乳製品です。食べる場合は卵のようにローテーションを組んでください。

また、アレルギーではないものの、日本人には牛乳、乳製品に含まれる乳糖を分解できない「乳糖不耐症」の人も少なくありません。すぐにお腹がゴロゴロするタイプの人です。

牛乳はそもそも乳糖という糖質が含まれるので、ケトジェニックダイエットでは避けたい食材。

牛乳の代わりに豆乳を飲みましょう。もちろん、糖質を添加していない「無調整豆乳」をお勧めします。

「主食はいらない」と心を決める

ケトジェニックダイエットは、食べないダイエットではありません。

「糖質の低い食材を選んで、栄養をしっかり摂る」と考えます。

「あれはダメこれもダメ」では悲しい気持ちになりますが、「これもＯＫなんだ！」とポジティブにとらえると、同じ食材選びも楽しみになります。

とはいえ、生まれてこのかた毎食炭水化物を主食としてきた人にとって、主食を抜くことは、簡単に受け入れられることではありません。

もちろん、1食で糖質の合計が20g以下になるのであれば、人気の低糖質パンや糖質ゼロ麺などを、主食として選ぶのも悪いことではありません。

でも、初めから主食をやめないつもりでスタートすると、ついつい食べてしまうことになります。

つまり、相変わらず主食を食べる人のままでいると、そういうシーンが往々にして訪れるということです。

主食はいらないと心を決め、家族や友人、職場などでもそれを公言したほうがうまくいきます。

周りは気を使うかもしれませんが、「この人は主食を食べない人」と知っておいてもらうほうがいい。

でないと、普通にランチで「そば屋かうどん屋に入ろう」と誘われたり、飲み会に行ってみたらピザ専門のイタリアンだったりして困惑します。

次からは、実生活でどう工夫してケトジェニックな食生活をするかについて。続ける秘訣を指南します。

タイプ別：食材選びと食事のコツ

うちメシ派　1日3食の理想メニュー

ケトジェニックダイエットのルールに沿った栄養素をクリアするには、自宅での食事のほうがコントロールしやすいもの。

朝と夜だけでも家で食べると、糖質を無駄に摂らずに済むはずです。

食材はOK食材・NG食材リスト（巻末参照）を参考に選びます。

調味料に気をつける

意外な盲点は調味料類。市販品は成分表示をチェックして、1回に使う分に換算してみましょう。

最初のうちは、調味料は量を控えたり使用しないのではなく、次の表のような代替品を使ったほうが楽という人もいます。

調味料の代替品

砂糖	➡	ラカントS（血糖値を上げない自然派甘味料）
とろみづけ（片栗粉の代わり）	➡	サイリウムやグアーガム
みりんや料理酒	➡	糖質ゼロの日本酒
パン粉（トンカツやフライの衣）	➡	おからパウダー
小麦粉（唐揚げや天ぷらの衣）	➡	大豆粉・おからパウダー・ふすま粉

ケトジェニック的1日3食の献立例

朝食

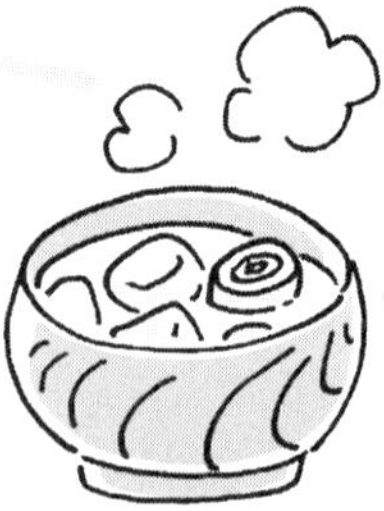

具だくさん味噌汁
(野菜いろいろ、きのこ類、味噌、出汁)

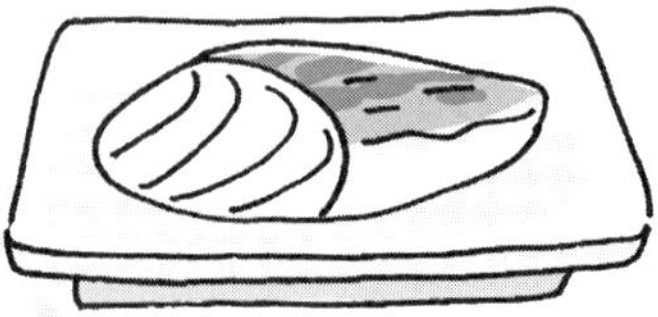

さばの塩焼き（さば、塩)、ほうれんそうの白和え（ほうれんそう、豆腐、塩、ごま)

昼食（外食)

たっぷりのチキンサラダ
(鶏もも肉、野菜いろいろ)

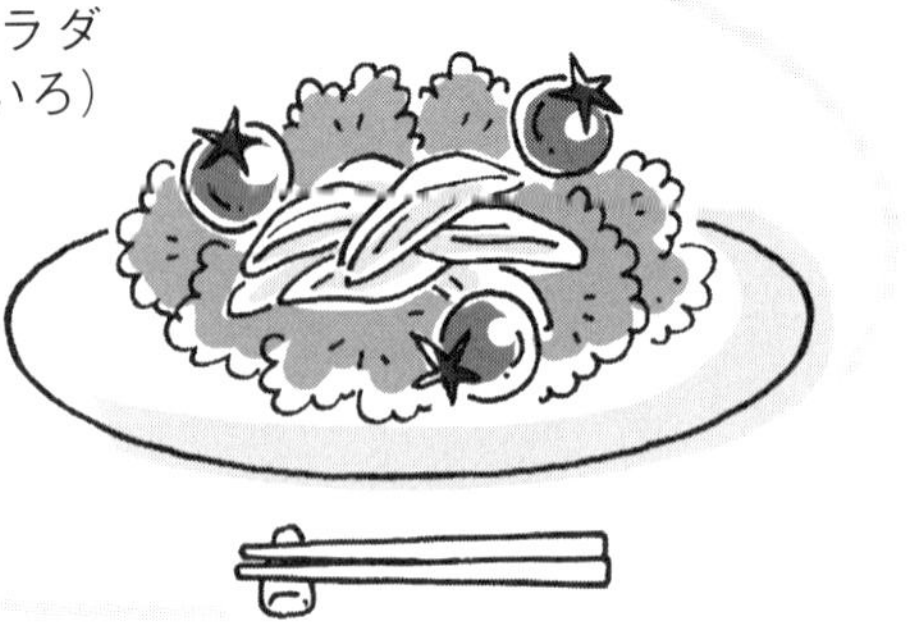

間食

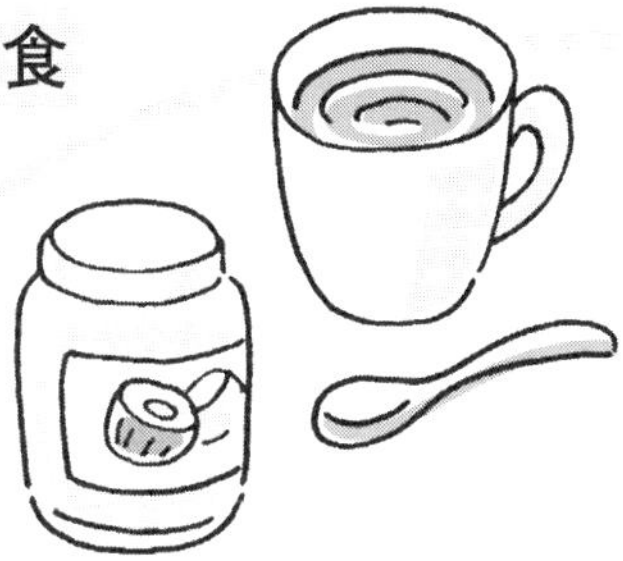

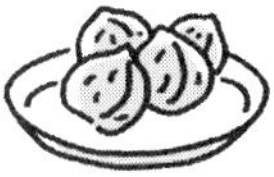

素焼きくるみ

ココナッツオイル入りコーヒー
（コーヒー、ココナッツオイル）

夕食

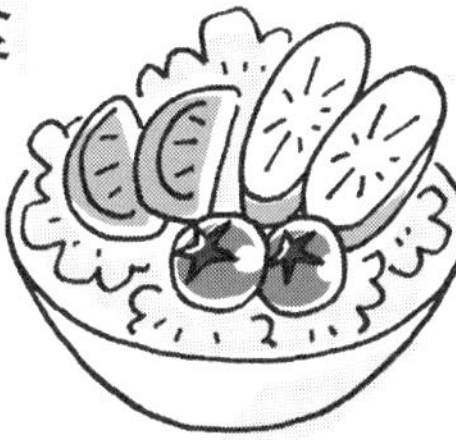

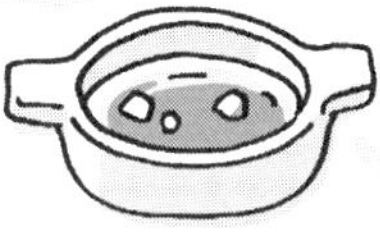

枝豆ときのこの豆乳スープ
（えだまめ、きのこ類、豆乳）

アボカドのサラダ（アボカド、プチトマト、マヨネーズ）

牧草牛のステーキ温野菜添え（牧草牛、塩、こしょう、ブロッコリー、パプリカ、スナップえんどう、あまに油、レモン）

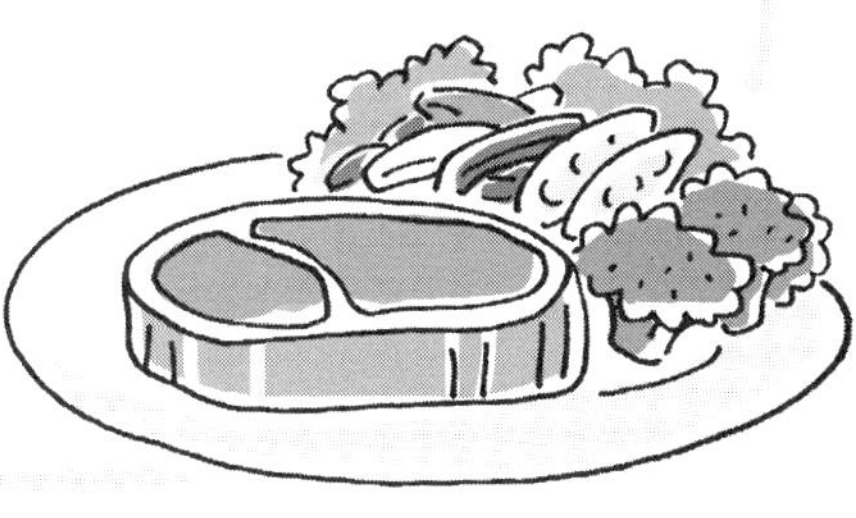

外食派　お店選び・メニュー選び

外食の多い人がいちばん困るのはランチ。和洋中問わず、お店で設定しているランチメニューは、ほとんどが炭水化物がどーん！　であることを思い知らされます。

「ドレッシングは別にしてください」が常套句

ケトジェニックダイエット中は、ランチはファミリーレストランを選ぶと便利です。メインの肉や魚料理（もちろんライスもパンもつけない単品で）に野菜サラダ（もしくはほうれんそうソテーなど）と、シンプルなメニューが理想的。

サラダはドレッシングが別添えになっているものを、または、「ドレッシングは別にしてください」を常套句に。これはソースなどにも言えること。無駄に糖質を摂らないためには、別々に運んでもらい、少しだけ付けて食べるのが鉄則です。

一般的に中華は砂糖を使うことが多いので、避けたほうが無難。もちろん、パスタ専門店、そば屋など、炭水化物がメインの飲食店は素通りです！

牛丼屋なら「牛皿」＋野菜サラダ＋半熟卵＋豚汁で栄養満点。お店によっては牛丼のごはんを豆腐に替えたメニューもあるようです。

夕食でいちばん利用しやすい店と言えば、居酒屋でしょう。

肉や魚、大豆加工食品、野菜まで、何でもあり！

◎サラダ
◎えだまめ
◎刺身
◎豆腐
◎焼き鳥
◎焼き魚

あげるとキリがありません。

焼き肉や焼き鳥ならタレではなく必ず塩。慣れてしまえば、オーダーするときに口癖のように「焼き鳥は塩で！」と言えるようになります。

コンビニ派　お手軽食&おやつ

外でランチを食べるときなど、お店選びに困ったら、潔く買って食べたほうがきちんと栄養が摂れるもの。

糖質制限食に協力的なのはコンビニです。そのまま食べられるものがたくさん並んでいるので、組み合わせも工夫次第。

コンビニで買いそろえたものだけで十分イケます。

おやつもコンビニで

おやつは寒天ゼリー、チーズ、ナッツ類がお勧めです。

ナッツ類はローストアーモンド、くるみ、マカダミアナッツはOK。カシューナッツは糖質が高いのでNG。

また、揚げたり味付けがされていると糖質も含まれがち。「素焼き」が理想的です。

お勧めのコンビニ食品

野菜サラダ（ドレッシングの糖質は要チェック。ポテトサラダやごぼうサラダはNG）

サラダチキン（味付けに種類があるので、できるだけ低糖質タイプを）

炒め物（ほうれんそうのソテー、ゴーヤチャンプルー、レバニラ炒めなど）

フライドチキン（衣が薄めのもの。衣が厚いものは剝がす）

フランクフルト（アメリカンドッグはNG）

「ローソン」の「ブランパン」シリーズ

魚の塩焼き（さけやさばなどシンプルに焼いたもの）

おでん（汁は糖質が高いことが多いので少なめに）

ゆで卵、半熟卵

納豆、豆腐、えだまめ

ツナ缶

ハム

スモークタン、ビーフジャーキー、パストラミ

するめ

肉が苦手派　大豆製品をアレンジ

肉が苦手、魚だけではメニューに困る……という人には、大豆製品を多用することをお勧めします。

同じ豆類でも、小豆、ひよこ豆、えんどう豆、そら豆、緑豆などは糖質がとても高いので注意が必要。大豆は低糖質なうえに、優秀な植物性タンパク質源です。

また、大豆と言えば女性にとってイソフラボンが気になるところ。

女性ホルモン（エストロゲン）と似た働きをすることから、摂りすぎはよくないと言われたこともありましたが、それは否定されています。特に40代以上の女性は、エストロゲンが減少している時期なので、積極的に摂りましょう。

主な大豆・大豆製品の栄養は左図のとおり。

こうしてみると、身のまわりには大豆や大豆製品がたくさんあります！

特に豆腐や豆腐加工製品は調理しやすいので、切らさないようにしたい食材です。

主な大豆・大豆製品の栄養（100g当たり）

食品	タンパク質	糖質	備考
豆乳	3.6g	2.9g	無調整
木綿豆腐	6.2g	1.2g	1丁は300g前後
絹ごし豆腐	4.9g	1.7g	1丁は300g前後
焼き豆腐	7.8g	0.5g	1丁は250g前後
高野豆腐（乾）	49.4g	3.9g	1個は約20g
生揚げ	10.7g	0.2g	大1個は約135g
油揚げ	18.6g	1.4g	1枚は約30g
がんもどき	15.3g	0.2g	1個は約95g
おから（新製法）	6.1g	2.3g	卵の花1人分は約40g
糸引き納豆	16.5g	5.4g	1パックは40g前後
国産ゆで大豆	16.0g	2.7g	
国産乾燥大豆	35.3g	11.1g	38個で約10g
えだまめ（ゆで）	11.5g	4.3g	廃棄率50%・1粒0.5～0.7g

©食品成分表2015

主食が食べたい派　自炊アレンジ術

どうしても主食がないとダメ！　という日には、低糖質のものを厳選して食べます。ただし、低糖質の市販品の中には、表示がアヤシイものや、理論値よりも血糖値が上がるもの、実は全く低糖質ではなかったりするものも。

豆腐はなかなか賢い食材。湯がいてくずせばライスの代わりに。おからを入れてもよいでしょう。木綿豆腐はグラタンやドリアのホワイトソース代わりにもなります。

ちょっとボリュームが欲しいときは、高野豆腐のフレンチトーストや、厚揚げをパンに見立てたＢＬＴサンドイッチなど、工夫すればなんとか主食もどきになりますが、そこまでして食べる美味しさではないように思います。

糸こんにゃくやしらたきは、臭みが気になるときは、味の濃いカルボナーラやペペロンチーノ、具だくさんの焼きそばがお勧めです。

主食の代替食品

そのまま使える市販品	低糖質パン 低糖質ごはん （「こんにゃくふっくライス」など） 大豆麺 （大豆パスタ・「ビゴーレ」など） こんにゃく麺など糖質ゼロ麺
手作り	豆腐（湯がいてくずせばライスの代わりに。おからを入れてもよし） 糸こんにゃく・しらたき （パスタやうどんの代わりに） ふすま粉や大豆粉のパン おから蒸しパン（生おから・おからパウダー） おから餅（おからパウダー・サイリウム） 大豆粉やおからでお好み焼きやチヂミ 低糖質野菜のせん切り ゆでもやし・カリフラワー （細かくしてごはん代わりに） 油揚げピザ（生ハムやトマト、チーズをのせて） 厚揚げ・高野豆腐（のサンドイッチ、フレンチトースト） 大豆粉の焼き菓子（マフィンなど）

Column 5

斎藤のお勧め！
健康牛のステーキが
食べられるレストラン

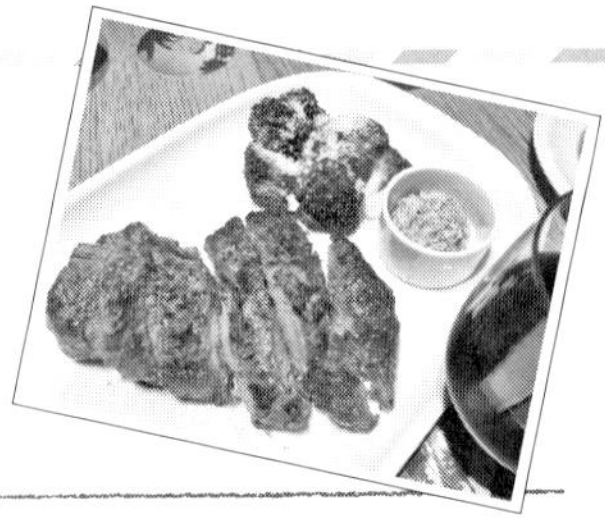

「健康牛はどこで食べられるの？」とよく聞かれるので、ここでは斎藤の行きつけレストランから３店舗をご紹介します。

●斎藤がステーキメニューを監修するレストラン

ジョイス ヴィンテージ／ JOYCE VINTAGE @東京都港区南青山
Tel. 03-6433-5557　http://joyce-vintage.co.jp
2015年に骨董通りにオープンしたオープンキッチンのカジュアルイタリアン。斎藤がサポートする健康牛のステーキが食べられます。ワインもリーズナブル！　朝方まで開いているので、お酒が好きな人に大推薦。「牧草牛ステーキ500gチャレンジ」などのイベントもあります。

●赤身肉はもちろん、稀少な部位も食べられる！

ザ ミート ロッカー セラーアンドグリル／ The Meat Locker Cellar &Grill @東京都中央区日本橋　Tel.03-5542-1412
http://www.cardenas.co.jp/shop/restaurants/the-meat-locker-cellar-grill--coredo-nihonbashi-.html
商業施設「コレド日本橋」の中にあるアメリカンステーキハウスのようなお店。ニュージーランド牧草牛は、サーロイン、リブアイ、フィレから選べます。一頭買いしている北海道・十勝の豊西牛もなかなか。会社帰りのサラリーマンやOLも多し。

●国内外の健康牛が食べられるお店と言えばココ！

キッチャーノ／ Specialità di Carne　CHICCIANO @東京都港区赤坂
Tel. 03-3568-1129　http://www.m-onecafe.jp/chicciano/
ドライエイジング専用貯蔵庫を使用した熟成肉をはじめ、肉料理に特化したイタリアンレストランです。炭火焼き＋シンプルな味付けがバツグン。牛以外でも、他ではなかなかお目にかかれない個性的な肉に出会えるのが楽しみ。

【おまけ】ニュージーランド牧草牛はAmazon.co.jpでも購入できます！
「日本機能性医学研究所 ニュージーランド産 プレミアム 牧草牛」で検索

CHAPTER 6

ケトジェニスタたちの体験記

ケトジェニックダイエットが、痩せるだけでなく、さまざまな魅力的な効果をもたらすこと、それは実際に体験してくれたみなさんを見ればわかります。

最初は痩せる目的だけで始めた人でも、そのうち、自分のカラダと心に起こる変化に驚きます。ケトジェニックダイエットで何が変わったのか、体験者を代表して6名に語ってもらいました。

体験報告1

心身ともに変わった私のハッピーを周囲に分けてあげたい！

高橋恒子さん　1966年生まれ・ケアマネジャー
身長158cm　体重64・3kg↓50・9kg
体脂肪率36・2%↓20・6%

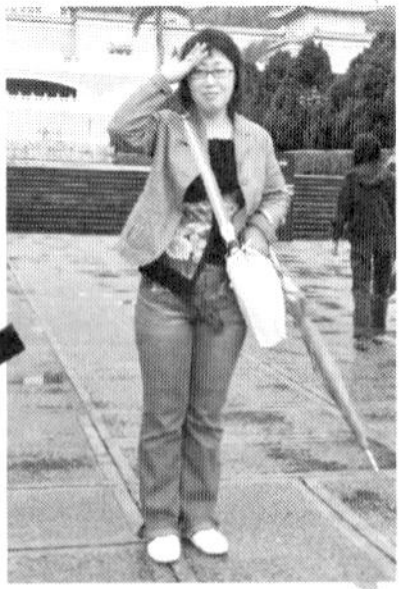

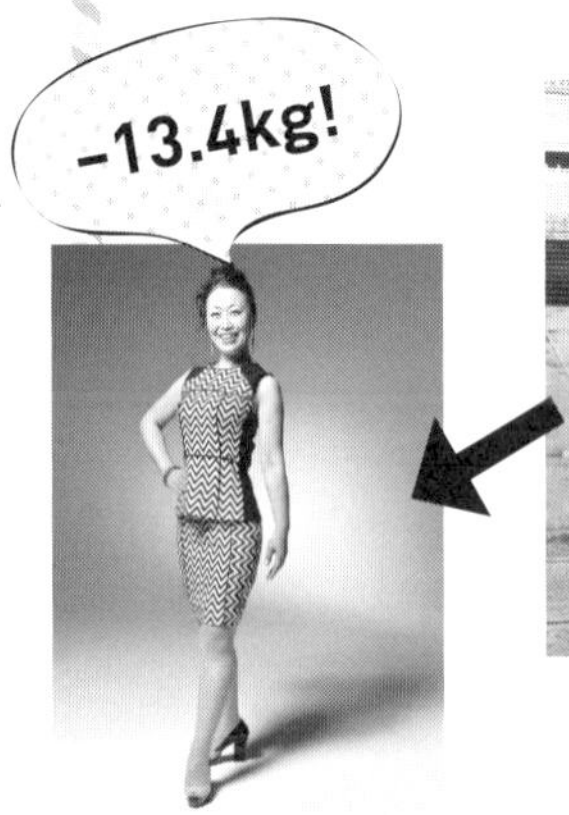

ケトジェニックダイエットとの出会いは、女性誌の読者参加のダイエット企画。聞けば、肉を食べるダイエットだとのこと。よくわからないけど、まっ、いいか、と半信半疑で参加したのです。

そもそも20代は平均的な体重でしたが、32歳で子供を産み、徐々に体重が増えていきました。45歳くらいで60kg台に乗り、なんとかしなきゃと思いながらもそのままズルズルと。気がつけば64・3kgになっていたときでした。

それまでの私の食事は炭水化物中心。お米も好きだけど麺類も大好き。肉を意識して食べる機会なんて、たまの焼き肉くらい。油ものは控えているのに、なんでこんなに大きくなっちゃったんだろうと思っていました。

比較的安価な鶏肉や豚肉、大豆製品などで工夫

ダイエット期間は1ヵ月。糖質を我慢して代わりにタンパク質を摂る。しかもカロリーを気にしなくていいだなんて、実は痩せられるとは思っていませんでした。そんな短い期間で。

家族の分もと考えると、毎日牛肉を食べていたら破産するわ〜と最初は思いまし

た。結局、比較的安価な鶏肉や豚肉、大豆製品など、いろいろな食品で工夫できることがわかり、ケトジェニック的な食事を作ることが楽しくなりました。食生活はそのまま現在に至ります。

とにかく疲れない！

1ヵ月間のダイエットでは、体重が約5・8kg減り、体脂肪量も6・8kg減りました。筋肉を落とさずにほとんど脂肪が減った計算。へそまわりが15cmも細くなったのも驚きでした。運動もせずにです。空腹感が全くないから、辛さもそれほど感じなかった。会社にケトジェニック的なお弁当を持っていくことにしたので、食事の用意をすることで生活がとても忙しくなり、逆に活気が生まれたように思います。

その1ヵ月で、自分に起こった変化は「とにかく疲れない」ということ。それまでは朝もスッキリ起きられない、日中も眠気でパソコン業務が進まなかったのが、ウソのようにシャキッとしました。

はっきりとしたカラダの変化としては、むくみがとれたこと。朝起きると、グーをするのが痛いと思うほどのむくみで、プクプクした赤ちゃんみたいだった手の甲に、少し骨の形が現れるようになりました。足のサイズも小さくなりました。

毛髪量が増えた！

また、肌の質がよくなりました。乾燥がひどかったんですが、1ヵ月で少し治まった。そして便通がよくなりました。肩こりも解消されてしまいました。わずかの間に起こったこととは自分でも信じられないほどの変化です。

その1ヵ月の体験を通して、ケトジェニックダイエットは一生ものだと感じました。それ以来、緩いケトジェニックにしたり、少し太ったときには厳密にしたりしながら、ケトジェニック的な食生活を続けています。

結局、**半年後にはマイナス10kg。体脂肪率も25%を下回るように。1年以上経過した今では、14kg近く減りました。**体脂肪率も少なすぎじゃないかといわれるまでに……。実は、ここ数年抜け毛がひどく、髪の毛の量がかなり減ったことが気になっていました。気がつけば、その抜け毛もほとんどなくなり、髪の毛のボリュームも出てきていたのです。このダイエットによって、私の人生これからの後半戦がとても楽しみになりました。

高橋恒子さんの10日間ケトジェニックメニュー公開！

	1日目	2日目
朝	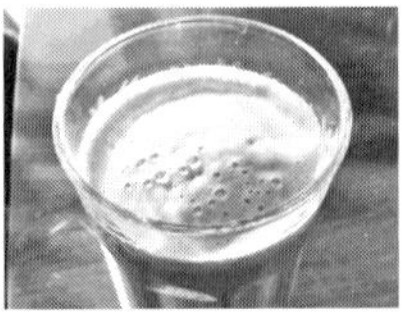 豆乳＆アボカド＆青汁＆あまに油入りスムージー	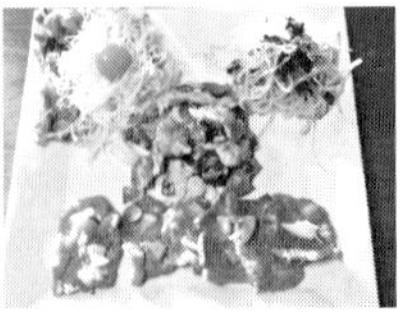 豆乳＆アボカド＆青汁＆あまに油入りスムージー、もやし＆かいわれのお浸し、ほうれんそう卵とじ、牛もも肉塩レモン焼き
昼	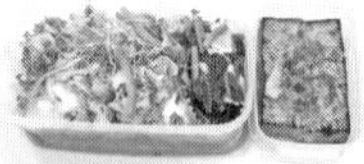 厚揚げ焼き、豚しゃぶサラダ、ほうれん草＆ベーコンソテー	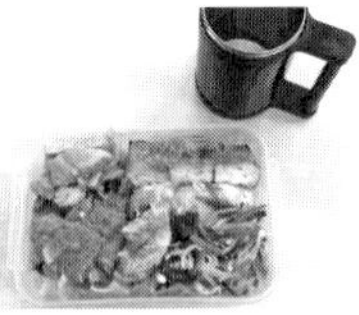 牛肉＆鶏胸肉ソテー、卵焼き、厚揚げ焼き、ほうれんそう＆豆もやしのナムル、コーヒー
夜	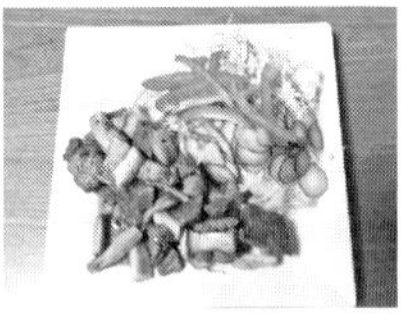 豚ロース＆エリンギソテー、キャベツ＋きゅうり＋パプリカ	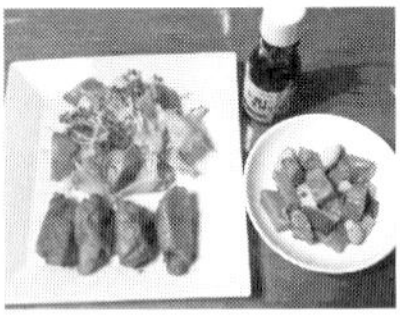 鶏胸肉のチーズ巻き、アボカド＆まぐろのサラダ
合計	タンパク質：104.1g／カルシウム：608mg／マグネシウム：359mg／カリウム：4178mg／亜鉛：16.4mg／食物繊維：18.6g／糖質：41.8g／オメガ3：3g／水分：1.5L	タンパク質：145.1g／カルシウム：1022mg／マグネシウム：327mg／カリウム：4257mg／亜鉛：14.2mg／食物繊維：21.5g／糖質：28.6g／オメガ3：3g／水分：1L

5日目	4日目	3日目
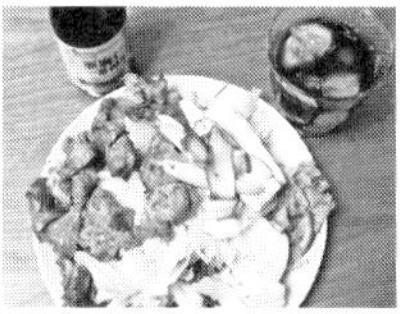 牛肩ロース&エリンギソテー、サラダ、アイスコーヒー	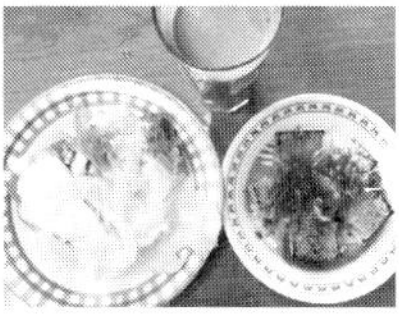 豆乳&青汁&アボカドのスムージー、ベーコンエッグ+サラダ、厚揚げ焼きおろし生姜添え	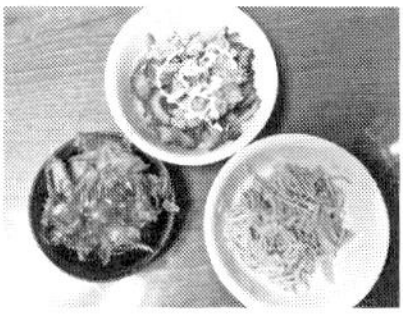 ゴーヤ&ツナのサラダ、厚揚げ焼き、えのきバターソテー
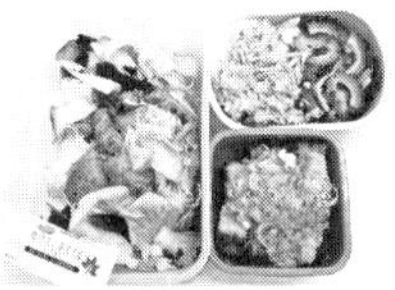 ツナ&ゴーヤのマヨネーズ和え、厚揚げ焼きみょうが添え、牛もも肉&エリンギソテー、アボカドのサラダ	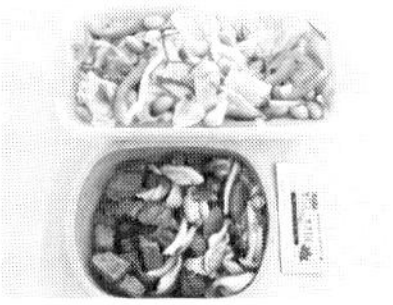 牛ランプ肉ステーキきのこ添え、大豆&野菜のサラダ	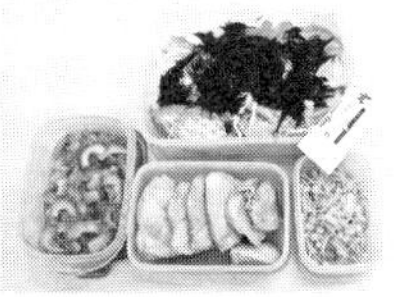 鶏胸肉ソテー、豆もやしのたらこ和え、ゴーヤのお浸し、ひじき&野菜サラダ
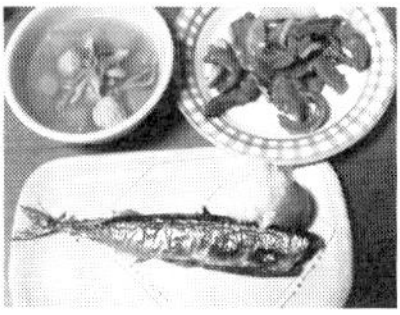 鶏挽き肉のとうがんスープ、ハツのレモン塩焼き、焼きさんま	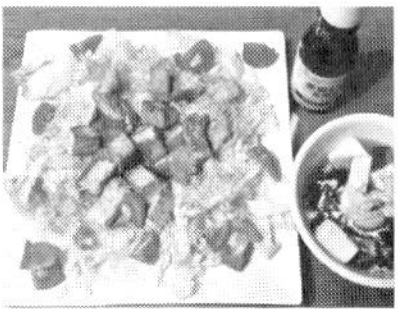 豚ロース&厚揚げソテー+サラダ、豆腐&きぬさや&油揚げの味噌汁	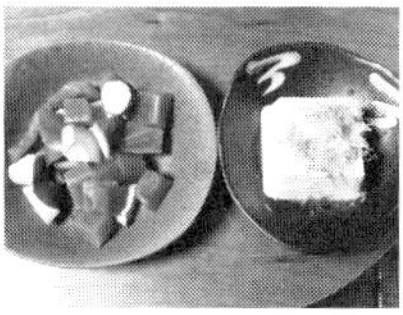 アボカド&まぐろ&きゅうりのサラダ、冷奴
タンパク質:148.5g/カルシウム:291mg/マグネシウム:266mg/カリウム:4338mg/亜鉛:22.2mg/食物繊維:16.4g/糖質:32.8g/オメガ3:6g/水分:1.5L	タンパク質:148.3g/カルシウム:1232mg/マグネシウム:518mg/カリウム:5017mg/亜鉛:18.3mg/食物繊維:23.1g/糖質:48.6g/オメガ3:6g/水分:1L	タンパク質:130.6g/カルシウム:645mg/マグネシウム:422mg/カリウム:4167mg/亜鉛:9.3mg/食物繊維:25.2g/糖質:45g/オメガ3:3g/水分:1L

8日目	7日目	6日目	
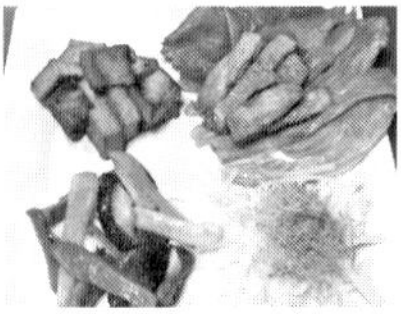 豚ロース&パプリカソテー、厚揚げココナッツオイル焼き、じゃこ&だいこんのサラダ、コーヒー	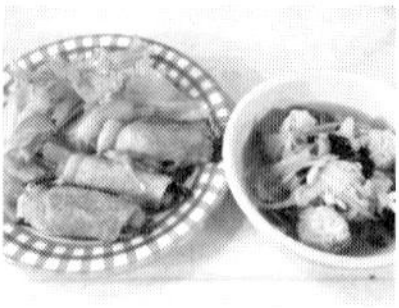 ゆで野菜の肉巻き+サラダ、鶏挽き肉と豆もやしのスープ	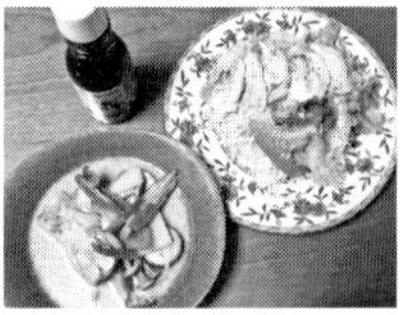 蒸し鶏のサラダ、ココナッツカレー	朝
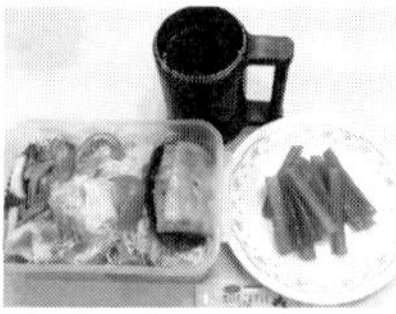 ゴーヤチャンプルー、豆&じゃこのサラダ、牛もも肉ソテー	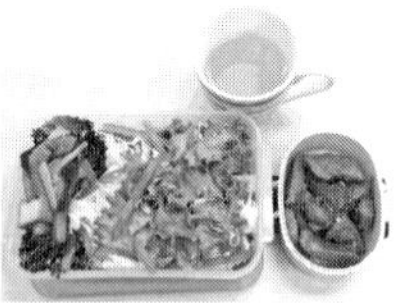 ラム肉のソテー、厚揚げ&こまつな炒め、サラダ	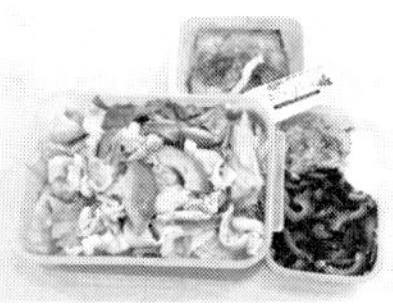 豚しゃぶ&アボカドのサラダ、厚揚げ焼き、ツナ&ゴーヤのサラダ	昼
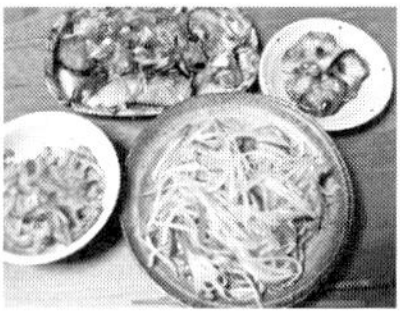 素揚げ豆の野菜あんかけ、豚ロース焼き、ゴーヤのお浸し、焼きなす	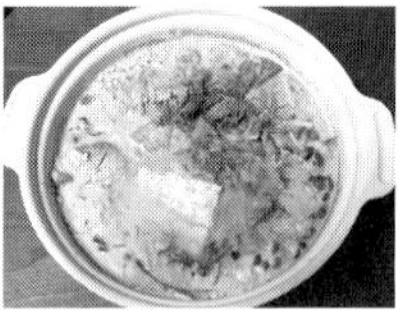 豆乳鍋（肉、野菜たっぷり）	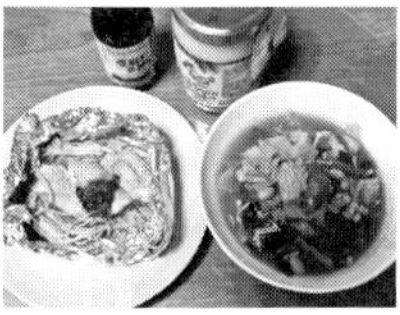 紅ざけ&きのこのホイル焼き味噌仕立て、豆&トマトの野菜スープ	夜
タンパク質：231g／カルシウム：754mg／マグネシウム：516mg／カリウム：5823mg／亜鉛：19.8mg／食物繊維：21.3g／糖質：53.7g／オメガ3：3g／水分：1L	タンパク質：157.9g／カルシウム：1296mg／マグネシウム：558mg／カリウム：6202mg／亜鉛：22.1mg／食物繊維：27.2g／糖質：70.3g／オメガ3：3g／水分：1L	タンパク質：121.8g／カルシウム：610mg／マグネシウム：347mg／カリウム：4041mg／亜鉛：10.3mg／食物繊維：23.5g／糖質：52.2g／オメガ3：6g／水分：1L	合計

10日目	9日目
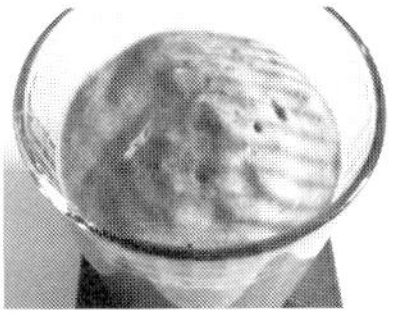 豆乳＆青汁＆アボカドのスムージー	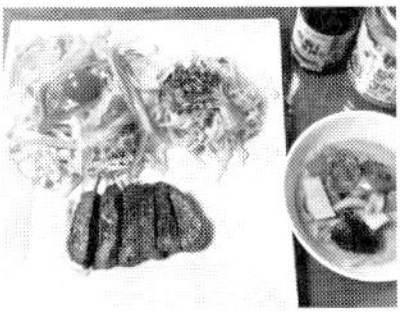 牛ヒレステーキ、ココナッツカレー、野菜サラダ、豆もやしのサラダ
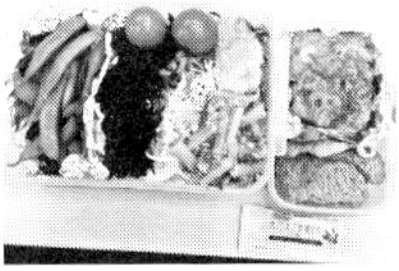 厚揚げ焼き、こまつなのごま和え、鶏胸肉ココナッツオイル焼き、ひじきのサラダ、えだまめ	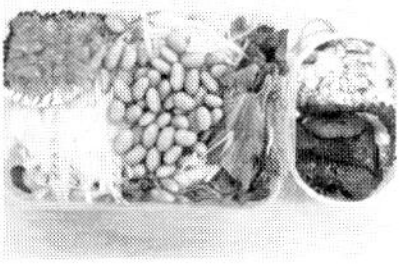 牛ランプステーキ、くらげ＆豆のサラダ、卯の花
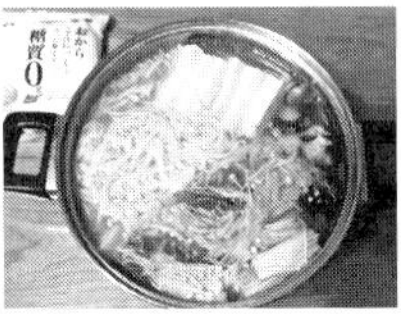 牡蠣入りキムチ鍋（糖質ゼロ麺入り）	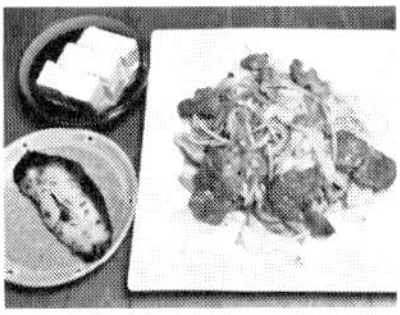 ラム肉の野菜炒め、銀むつ西京味噌焼き、冷奴
タンパク質：143.3g／カルシウム：1300mg／マグネシウム：588mg／カリウム：5303mg／亜鉛：23.1mg／食物繊維：27.3g／糖質：65.8g／オメガ3：3g／水分：1.5 L	タンパク質：123g／カルシウム：617mg／マグネシウム：459mg／カリウム：5350mg／亜鉛：18.4mg／食物繊維：35.6g／糖質：87.5g／オメガ3：6g／水分：1.5 L

現在も、セミケトジェニック食を継続。お酒もよく飲みますが、太りにくくなってほとんどリバウンドなし。食べすぎて太ったかなと思ったときに、数日〜10日間ほどケトジェニック食にして調整しています。厳密なケトジェニック食ではなくなったけれど、リバウンドする気配はありません。

体験報告2

がんばらずに続けて10ヵ月で32kg減！それがこのダイエットの実力

志賀ウタ江さん　1970年生まれ・会社員
身長154cm　体重87kg↓55kg
体脂肪率49・2％↓22・3％

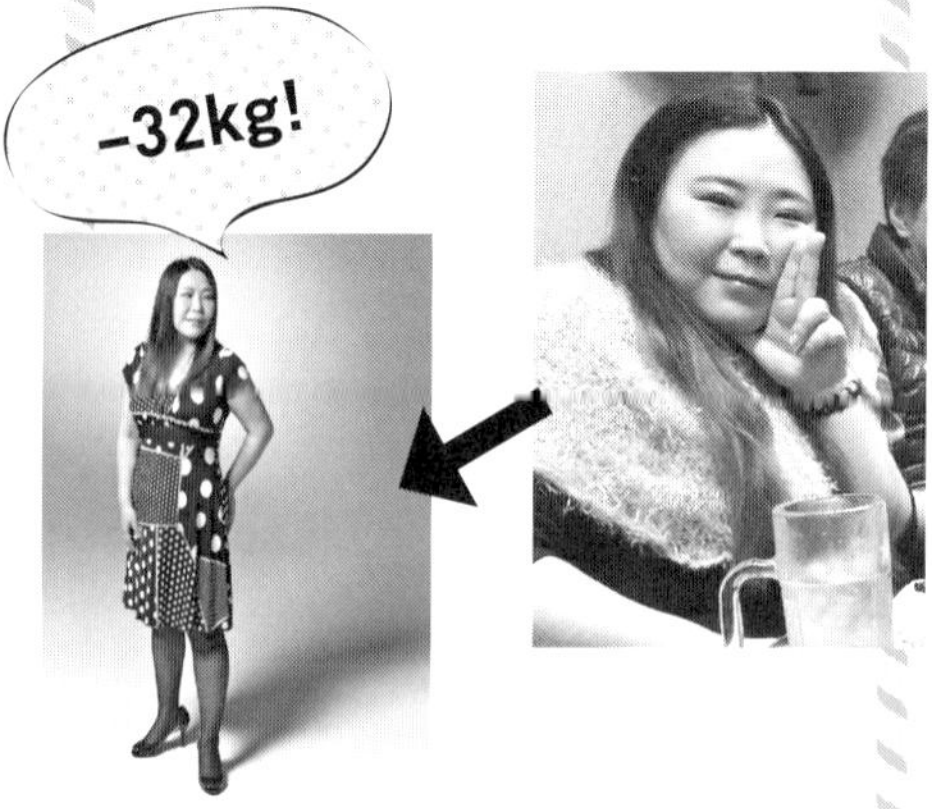

10ヵ月前の私はとても太っていました。仕事以外、誰にも会いたくない、出かけたくない……。仕事が忙しいという言い訳をして、市販のお弁当を一日に数個購入し、それらを冷蔵庫に入れ、レンジでチンして食べる毎日でした。

思えば、子供の頃は痩せ型。10代は普通体型。20代からLサイズに。40代でメンズのＬサイズになってしまったのです。

もちろんダイエットはいろいろ試みました。単品ダイエット、ダイエットサプリメントを飲んだり、スポーツジムにも通いました。あたりまえですが、一時的に効果はあってもまた戻る……。

なんと20日でマイナス10kg！

そんなとき、Facebookでケトジェニックダイエットと出会います。非公開グループの「10日間ケトジェニックを頑張りましょう」企画に参加。**私は10日でマイナス5kgの結果を出したので、もうコレは頑張るしかない!!　と思いました。結果、20日で10kg減!!**　この体験は自分自身でも驚きでした。

これまでいろいろなダイエットをしてきたのですが、どれも何かをマイナスすることばかり。**ケトジェニックダイエットでは「栄養を摂りましょう」とアドバイスされ、食べることをガマンしなくてよいので、続けることができました。**

食べないダイエット、単品ダイエットは、カラダをつくるものではないことがハッキリわかりました。タンパク質や良質な油、食物繊維も、今までこんなに摂ったことはないです。なのにカラダは小さくなっていきます。

ダイエット前、健康診断でへそまわりのサイズが引っかかるという思ってもいない経験をしました。さらに脂肪肝と言われました。糖尿病とは言われなかったのですが、もしかしたら糖尿病かもしれないとも思っていました。

「10kg痩せたら次の測定をしましょうね」と言われていたのですが、20日で10kg減量し、後日の検査結果も良好だったため、検査をした先生に検査結果が間違っているのではないかと疑われてしまいました。

自分的には頑張った感じがない

ケトジェニックダイエットは、食べるダイエット。過食気味の方は食欲が普通になると言います。私の場合は、栄養が満たされたのか、食欲が減ったこともあり、逆に「食べないと体重が落ちないのではないか?」と心配になったことも。

そんなときでも、食べられるもので1日の栄養素をしっかり摂ることが何より大事。栄養の摂り方の概念が変わったのです。必要な栄養がわかっているので、無駄な栄養より優先的に摂ります。

　痩せた私を見て、周りの人達が「頑張ったね」と言ってくれるのですが、実は自分的にはあまり頑張った感じを持っていないのです。だって、やっていることは基本的に食べることなのですから。逆にみなさんの言葉に驚いています。

　私は健康でいたいので、たぶん一生ケトジェニック的な食生活を続けると思います。でもそれは、肉や魚、カラダによい油や野菜を中心に食べていくだけ。炭水化物（糖質）はカラダに必要ないので、食べなくていいんですよ！

　今からが輝くとき。そう思える自分がちょっとだけ誇らしいです。

体験報告3

16kg減って貧血も改善！夢のような食事法に感謝！

橋本佳代さん　1975年生まれ・ジュエリーコーディネーター
身長165cm　体重62・8kg↓46・5kg
体脂肪率30・5%↓16・1%

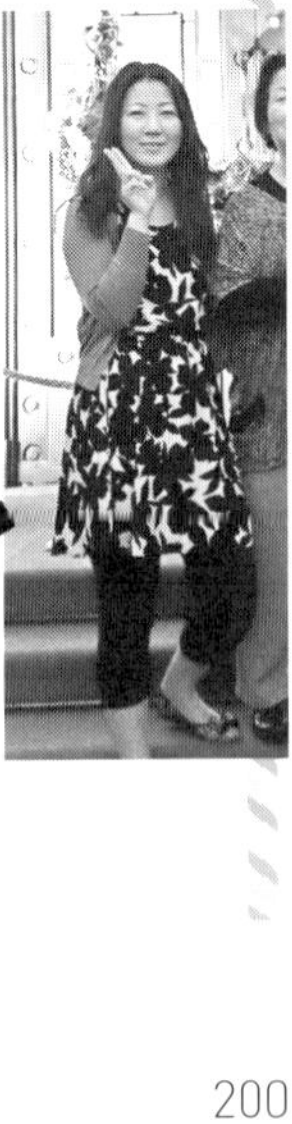

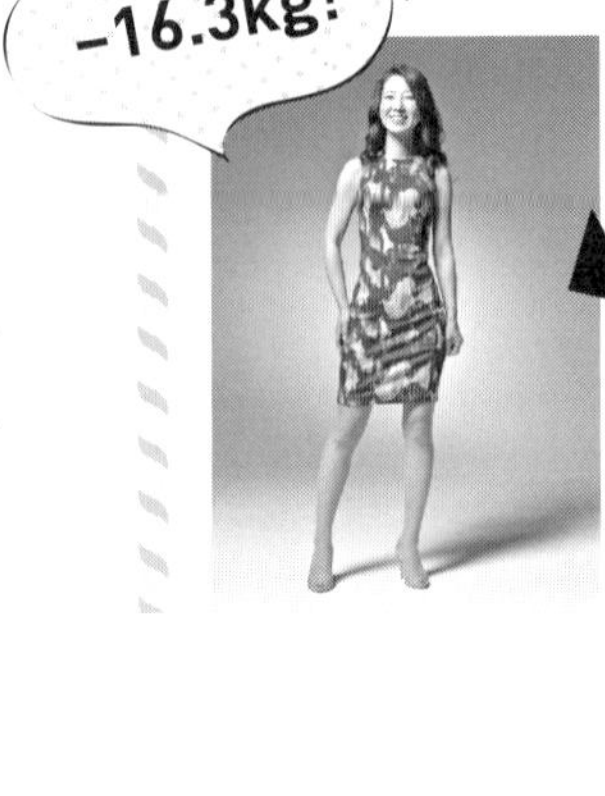

普段まったく褒めない主人が、じーーっと私を見て「最近、あんたきれいやな」とぼそっと言いました。先日のことです。やった！　若いときなら照れたけれど、今だから嬉しいひと言です。

そもそも私の食生活は糖質依存そのもの。特にパンが大好きでした。20代までは痩せていたのに、30代で少しずつ太りはじめ、標準を上回るほどまでに。

ＢＭＩの数値では、標準を少し超えたくらいでしたが、写真（写真右側）や鏡に映る自分はぽっちゃり。いわゆるオバサンぽく見えてとても嫌でした。

本気でダイエットをしなきゃと思いはじめた頃、偶然テレビで「糖質制限」というものを拝見しました。糖質による「太る痩せる理論」がとても素直に入ってきたので直感で「これだ！」と。

1ヵ月でマイナス3kg、4ヵ月でマイナス10kg！

39歳でケトジェニックダイエットに出会います。そしてあっという間に20代の体型に戻れたのです。

糖質制限をいろいろ調べるうちに、ケトジェニックダイエットの理論がいちばん私にぴったり合う、と思いました。単純に痩身のための食事法でなく、カラダ本来が持つ機能を目覚めさせる食事法と知ったからです。

実践して2週間ほどで目覚めのよさを体感！　貧血だったので、それまではとても朝が弱かったんです。体調の変化でケトジェニックの効果を確信し、体重を測ってみました。それまでは、数年間、体重計に乗るのが嫌で測っていなかったのです。

1ヵ月に約3kgずつ減量していき、自分で実感する前に取引先の人に痩せた、痩せたと言われます。**4ヵ月で10kg減量。**鏡に映った自分を見て、本当に痩せたんだと実感しました。

8ヵ月後。マイナス13kgになったときです。洋服を買いに行ったら、Sサイズでも入る。私は身長があるので、痩せてもMサイズだと思っていたのですが、Sサイズのボトムがするっと入ることに驚きました。

途中停滞期もありましたが、ケトジェニックダイエットを根気よく続けてきました。

貧血が解消され、毎日が快適

現在痩せたカラダをキープできていますが、体調不良は全くありません。それよりも肌荒れも少なくなり、ダイエット前より健康になったと自負しています。

なにせケトジェニックダイエットの前は貧血で、ヘモグロビン値が8・9。徐々に進んだ貧血でしたので、立ちくらみなどはないのですが、慢性的な疲労感がありました。**タンパク質（特に牛肉）を積極的に食べるようになったせいか、疲労感はほとんどなくなりました。**頭が冴えるというか、いつもクリアな感じ。毎日が快適です。

1年ぶりに検査を受けたらヘモグロビン値が14・3まで回復。ドクターから「1年前貧血だった人とは思えない」と言われたほど。

ケトジェニックダイエットを通して、「食べたものでカラダはつくられている」という実感が湧きました。食べるもので体型どころか体調がこんなにも変わるのだということ。食材の栄養に気を使うようになりました。

今は目標値をクリアしたので、セミケトジェニック状態を維持しています。これからはさらにAGEsにも着目して、内側からのアンチエイジングに力を入れて年齢不詳な人になりたいです！

ケトジェニックダイエットってなんですか？　と聞かれたら、私はこう答えるようにしています。**「健康にいい食事に替えたら、余分な脂肪がなくなっちゃった。そんなまるで夢のような食事法です」**と。

体験報告4

40代よりも50代の今のほうが元気で健康になりました！

花村孝子さん　1963年生まれ・ソプラノ歌手
身長159・5㎝　体重69kg↓59・8kg
体脂肪率38％↓27・8％

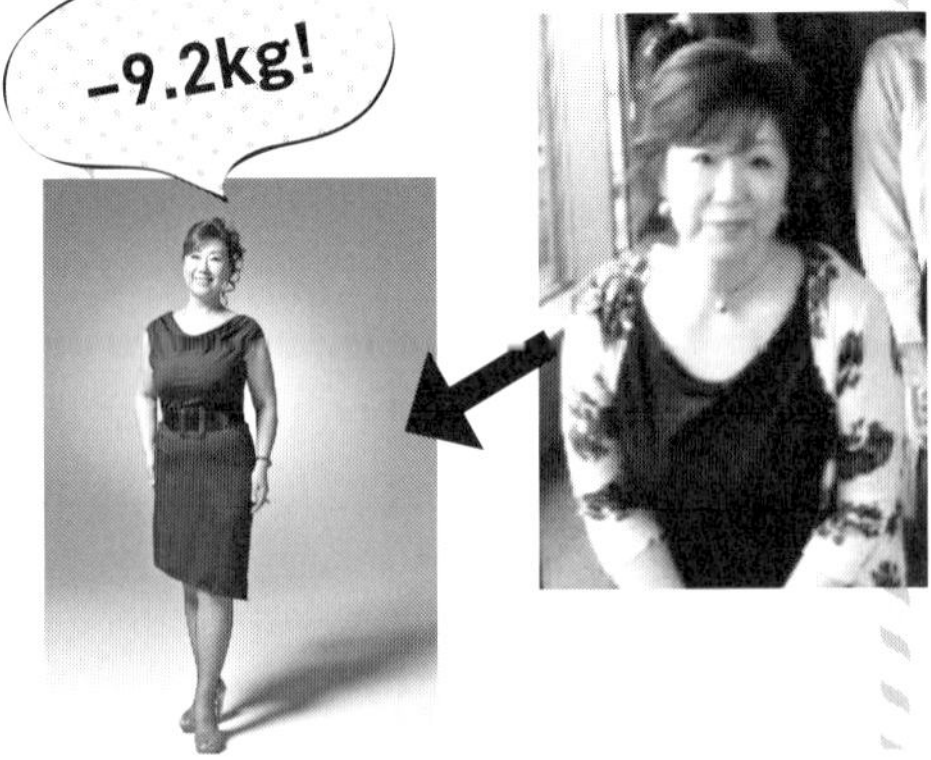

10代からずっと太っていたので、それが当たり前なのだと思っていました。でも、年齢を重ねるとともに、膝や腰などに痛みが出たり、疲れやすくなったと感じることが増え、もしかしたら体調不良の原因は肥満かもしれないと思うように……。

そんなときに友達から雑誌の読者参加企画に誘われました。管理栄養士さんから2

ヵ月ほど食事指導を受け、ダイエットに目覚めたのです。外食も家庭での食事も、栄養バランスを考えているつもりでしたが、甘いものが大好きなうえ、夜遅くに食べたりしていることがよくないことを自覚。

糖質はよくないんだ……と思い始めたところに、企画続行でケトジェニックダイエットをすることになったのです。

今までのダイエットの概念を根本的に覆す画期的なダイエット法に驚きました。甘いものや大好きな牛乳を断てるか不安もありましたが、それより何より、**お腹いっぱい食べてもいいことが嬉しかった。**

雑誌でのダイエットを通して、自分のカラダの状態を知ることができました。ダイエットという意味においては、最初にイメージしていたよりも、結果が出ませんでしたが、逆に血液検査などから、栄養状態が十分に整っていないことや、橋本病（慢性甲状腺炎）であること、糖尿病の心配があることなど、痩せにくい原因や病気がわかりました。その改善をしながらダイエットに取り組んだことは、私にとって大きな転期になりました。

知識も豊富になり、「理想的なダイエットとは自分本来の健康な状態に戻ること」

と思うようになったのです。

なにしろ体調の変化に敏感になりました。心もカラダも食事からつくられるという実感。さまざまなダイエットがありますが、ケトジェニックダイエットは理想的なダイエット法、健康法であると確信しました。

雑誌の企画が終わっても、ケトジェニック的な食事を続けているうち体重も落ち、体型は以前より確実に引き締まり、体脂肪率も減りました。

健康効果もしっかり感じられています。食後の眠気がなくなったこと。カラダが軽くなったこと。気持ちが明るく前向きになったこと。肌に潤いが増して、踵《かかと》などがつるつるしてきたこと。目の輝きが出てきたと言われたこと……。たくさんあります！すっかり健康オタクになりました。心もカラダも本当に健康になりたいと思うようになりました。いろいろ学びがあり、カラダに対する感性や美意識も以前よりも高められたと感じています。

息子もマイナス20kgに！

ケトジェニックダイエットを始めてから、2年あまり。何度も紆余曲折があり、メンタル面でも大変なときもありましたが、このダイエットを通じて心から健康になりたいと思う気持ちになれたからこそ、新しい自分に出会え、いろんな新しいチャレンジができました。若いときより50代の今がいちばん元気です。

私の変化を見て、息子もダイエットするきっかけとなりました（20kg減）。今では家族全員がケトジェニック的な食事となり、家族の会話も、健康についてやカラダによい食事などの話題が増え、メニューを考えるのも楽しみに。

私のケトジェニックダイエットはまだまだ続いています。

ケトジェニックダイエットは、ヒト本来の健康なカラダになれる理想的なダイエット。これからもケトジェニスタでいます。そして、年齢を重ねるごとに生き生きと輝きたいです。

体験報告5

もう百貫デブとは言わせない！数ヵ月でマイナス58kg！フルマラソンも完走

國丹 均さん　1972年生まれ・会社員
身長170cm　体重155kg↓97kg
体脂肪率 測定不能↓24%

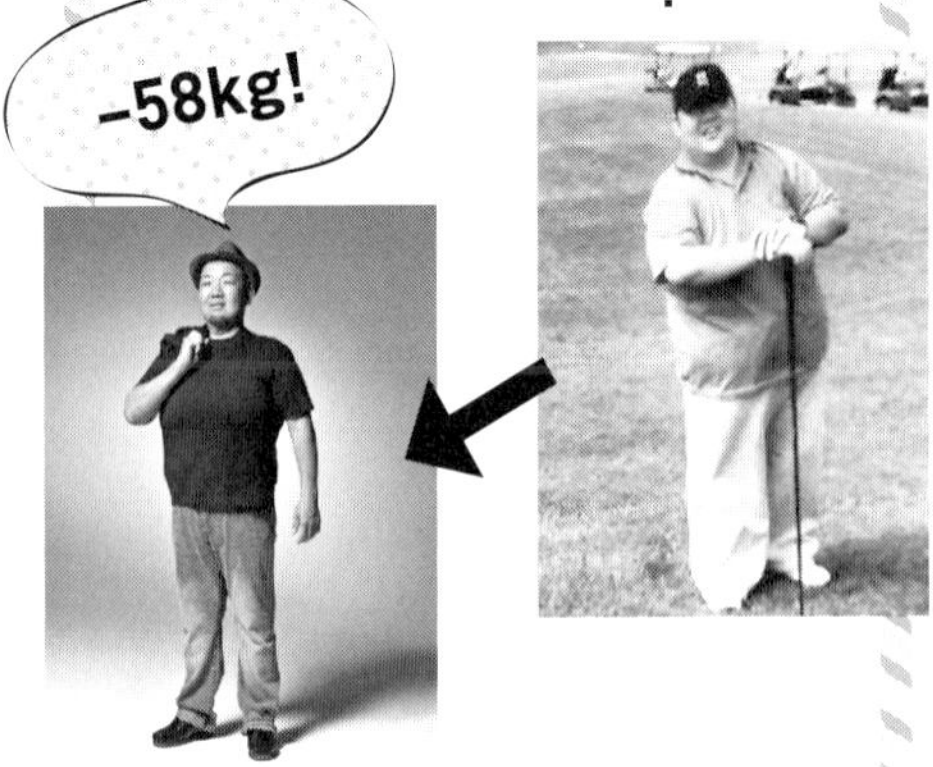

自分のケトジェニックダイエットは、今なお継続中です。なので、これが最終形ではないことをあらかじめ言っておかなければなりません。数値もまだまだ更新していますのでご理解よろしくお願いします。

ほんの数ヵ月前まで、僕が百貫デブだったことは、大勢の人が知るところ。なぜならダイエットは、Facebookの「糖質制限」グループ（62ページ参照）内で、数百人が見守るなかで行っているからです。

子供の頃から肥満児。20代は大デブ、30代では病的百貫デブに（写真右側）。40代で体格のよい小デブにはなりましたが、体調は最悪でした。疲れやすく出歩くのも億劫。周りのみんなが自分を見て笑っているように思えて、いつも睨みをきかせて歩いていました。そして、絶えず何かを口に入れていないといけない状態。お腹いっぱいで具合が悪くなるまで食べてました。

Facebookのメンバーに支えられて……

肥満体のご多分にもれず、あらゆるダイエットをやりました。覚えてないのも多数。ダイエット本は片っ端から読みました。ボクサー的なダイエットに、マイクロダイエット、アーユルヴェーダエステ……。

ネットワークビジネス系のダイエットも数社試しました。成果はあって痩せましたが、とてもつらかった。痩せても、立ちくらみなどがあって、体調がイマイチでした。

そんなとき、Facebookの「糖質制限」グループでケトジェニックダイエットというものを知りました。ただの糖質制限ではない。同じグループにいる管理栄養士の麻生れいみさん（212ページ）の説明にピンとくるものがあったのです。**痩せるためにはカロリー制限する＝空腹に耐えること。その固定観念が崩れました。**

そして、麻生さんが直々に僕のダイエットをサポートしてくれることになりました。グループのメンバー数百人が見ています。サポートしてくれる人がいるのといないのとは結果が全然違いますし、人の目があるのとないのも違います。

ケトジェニックダイエットはこれまでのどんなダイエットとも違い、こんなことでいいのか、というくらいたくさん食べられます。面倒なことや難しいこともありません。

ただ、自分だけだとついつい糖質に手を出してしまいます。サポートを受けているときはしっかり体重が落ちていくのだけれど、いざ自分だけになると、ずっと停滞してしまうのです。

やはり糖質は怖い！

数ヵ月のケトジェニックダイエットで、いちばん感じるのは体調のよさ。これまでのダイエットは何だったのか？　です。

３００以上あった血糖値も90台以下になりました！　12以上あったヘモグロビンA_{1C}も５・５になりました。さらに、睡眠時無呼吸症候群も改善されて、熟睡できるようになったのもよかった。「痩せたけど元気そうだね」と言われると、心の中で「ケトジェニスタだからな」とほくそ笑んでます。

やはり糖質は怖い。自分も間違っていたけど、世間はまだまだ間違った常識がはびこってるなと思います。

百貫デブだから走るのなんて大っ嫌いだったのに、いまはフルマラソンでサブ４（４時間以内で完走すること）を達成することが目標。もっと痩せたいし、健康になりたい。だからケトジェニックダイエットは一生続けたい。

最後に。ケトジェニックダイエットは最強の肉食ダイエット！　でもね、糖質の魔の手だけには気をつけて。悪魔のささやきに耳を傾けちゃいけないよ。

体験報告6

知らずにやっていた肉食ダイエットが、ケトジェニックだった！

麻生れいみさん　1964年生まれ・管理栄養士
身長160㎝　体重65kg↓45kg
体脂肪率35％↓20％

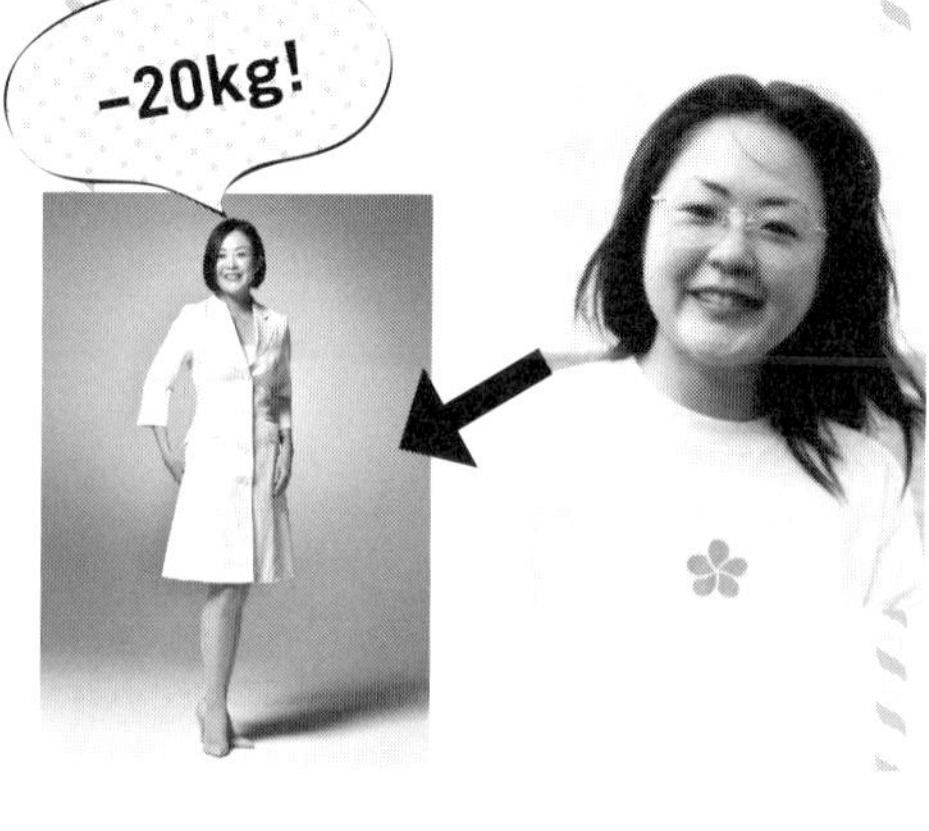

膝痛い～、起き上がれない～、腰も痛い。

着れる服がなく、いただいたハワイのお土産Tシャツにウエストがゴムの花柄スパッツ。でもやたら陽気で、スーザンというニックネーム（外国の陽気なおばちゃんみたいなので）。それが一昔前の私です。

その頃、パスタソースにはまり、私と来たら、日々研究と称してパスタ山盛り、ついでにアイスクリームのオンパレード。糖質三昧。

夏は冷しゃぶ、冬は鍋でみるみる痩せた！

若い頃は標準体型だったのに、30代はすっかり肥満体型と化していました。ダイエットは片っ端から。クロレラ、置き換え、油抜き、カロリー制限、断食、味噌汁・こんにゃく・チョコレート・果物・サラダだけなどの単品ダイエット。ダイエットが友達でした。でも、いつも飢餓感で挫折。

そんなとき、冷しゃぶドレッシングが流行。冷しゃぶサラダの美味しさにハマりました。気がつけば朝から三食、冷しゃぶサラダという日もあったほど。肉だけでなく魚にしてみたり。お腹いっぱいになるまで食べていました。

そしていつも野菜はたっぷり。炭水化物抜きを意識していたわけじゃなく、それでもうお腹いっぱいになるので、炭水化物まで至らなかったというのが正直なところ。

そんなふうに**夏は冷しゃぶ、冬になったら鍋、の生活を続けていると、みるみる痩せていき、気がつけば1年で20kgも減っていました。**普通、痩せるとどこか悪いんじゃないかと言われることも多いですが、顔色もよく肌もツヤツヤ、見た目も健康的でした。

その頃のダイエットの定番と言えば、油抜きやカロリー制限。でも私は、ハイカロリーなお肉をたくさん食べ、オイルいっぱいのドレッシングもたっぷり摂っていたはず。なのになぜ痩せるのだろう？　誰か教えて！

その思いが私を栄養学へ向かわせました。

後になって、自分が痩せたロジックは、ケトジェニックダイエットだったんだと判明します。感嘆。

そして、ケトジェニックダイエットを学ぶのです。狩猟時代に遺伝子発現が最適化され、そこから私たちは遺伝子的に変わっていない。ちょっと衝撃を受けました。

元々私たちは肉食だったので、リバウンドしないのは当然です。それが、このダイエットのすばらしいところ。カラダがあたたかくなるのが何より、健康の源です。

ケトジェニックダイエットを学び、食生活がよりシンプルになりました。まずは買い物。スーパーの素通りコーナーが増えます。ならばと、専門店で買ったり、生産者さんの顔の見えるところで購入するように。すると今度は量より質を重視したほうが、満足するようになりました。味覚も薄味に、感覚が敏感になったと思います。

更年期世代にうれしい食事法

私も50代に入り、更年期世代に。のぼせやほてりといった、**更年期特有の症状は出ていません。この食事法は、ますます的確な世代だと思います。**

今や、健康と体型維持のため、昔ならっていたバレエも復活しました。

人生　食が変われば　カラダが変わる。
カラダが変われば　心が変わる。
心が変われば　行動が変わる。
行動が変われば　習慣が変わる。
習慣が変われば　人格が変わる。
人格が変われば　運命が変わる。
運命が変われば　人生変わって楽しくなる。
やはり食がはじめの一歩！

Column 6

これが斎藤流！プロ級の味！赤身牛の美味しい焼き方

牧草牛に代表される赤身肉のステーキを、自宅で美味しく焼く方法を紹介します。厚さ２㎝以上（理想は2.5㎝）の赤身肉をコーティングフライパンで焼くレシピです。冷凍肉の場合は冷蔵庫に移して半日かけて自然に解凍します。短時間で解凍しようと、水やお湯をかけたり電子レンジ解凍すると肉汁が流れ出て、旨みや風味が損なわれてしまうので気をつけて。室温で解凍するのも、表面温度が上昇して細菌の繁殖の原因なるので、避けたいもの。斎藤流はこんがり揚げ焼き風！　エキストラバージンオリーブオイルを惜しまず使うのがポイントです。

1．肉は焼く10分ほど前に冷蔵庫から出し（中をミディアムレアに仕上げるためには、常温まで戻してしまわないほうが◎）、焼く直前に、両面に塩を軽く振ります。
2．にんにくを好きなだけスライスし、肉が浸るくらいの量のエキストラバージンオリーブオイルと共にフライパンに入れます。
3．弱火で火を入れ、にんにくに香りが出てきたら取り出します。
4．強火にし、器に盛ったとき上になる面を下にして肉をフライパンに投入。
5．１分以上かけてしっかりカリッと焼き固めます。油が周りに逃げてしまうようなら、フライパンを傾けて肉を油に浸す要領で。
6．ひっくり返し、強火のまま、反対の面もカリッと焼きましょう。
7．何度かひっくり返します。フォークや箸で触ってみて、中が柔らかい状態で火を止めるのがコツ。

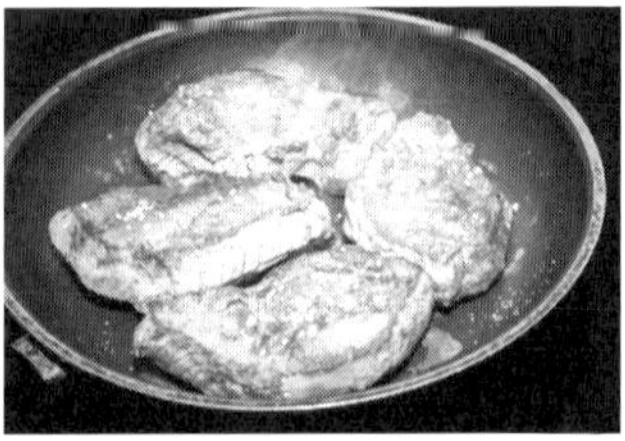
赤身肉は、大量のオイルで表面だけカリッと焼くのがコツ。

CHAPTER 7

Q&A おさらい・素朴な疑問

Q.「ケトジェニック」って、どういう意味？

A.英語で、ketogenicと書き、「ケトン体生成の」という意味です。

Q.「ケトン体」って、簡単に言うと何？

A.ケトン体（ketone bodies）は、体内で糖質が枯渇したとき、肝臓で脂肪酸から合成されてできる物質。アセト酢酸、β-ヒドロキシ酪酸、アセトンの総称です。

Q.糖質制限だけのダイエットとのいちばんの違いは？

A.糖質制限だけでは、どうしても筋肉が減ってしまいます。筋肉が減らないよう、血糖値を上げにくい食材を中心に摂りながらタンパク質をしっかり摂るのがケトジェニックダイエット。また、健康なカラダづくりのために、タンパク質以外にも決められた栄養素を摂るのも大きな違いです。

Q.どうしてタンパク質をたくさん摂らなければならないの？

A.日本人はタンパク質が足りていません。ヒトのカラダは糖質が入って来ない時間帯には、筋肉細胞のタンパク質が分解されアミノ酸がつくられ、その一部を肝臓で糖に合成します（糖新生）。低糖質の食事を続けると糖新生が活発になるため、筋肉が減らないよう、タンパク質を補う必要があります。38ページも参照。

Q. 食べる順番は気にしなくてもいいの？

A. 気にしなくてOK。食べる順番ダイエットは、血糖値を上げないようにするためのささやかな工夫です。ケトジェニックダイエットは、そもそもが血糖値を上げない食事なので、順番は関係ないのです。

Q. 除脂肪体重って何？

A. 体重から体脂肪量を除いた重さ。筋肉、骨、内臓を始め、生命維持に欠かせない部分なので、これが減ってはいけません。減らしたいのはあくまで体脂肪量です。体脂肪量、除脂肪量（除脂肪体重）の求め方は124ページに。

Q.ケトジェニックダイエットが向かない人は？

A.腸内環境によっては、適していない人もいます。気持ち的には肉食にシフトしていても、長年穀物中心の食生活を続けてきたおかげで肉食に対応できない腸内細菌になっているケースも。ケトジェニックダイエットを始めて、下痢や便秘を繰り返す、お腹が異常に張る、オナラが多すぎる・臭い、などの症状がある人は、食べる量を減らしたり、食物繊維を増やしたり、ドクターに相談するなどの対策を。

Q.ケトジェニックダイエットをやってはいけない人は？

A.痩せるために行うケトジェニックダイエットは、健康な人のためのもの。腎臓、肝臓の健康に問題がある人、糖尿病の治療中で薬を飲んでいる人は避けましょう。その他、何らかの持病がある人は主治医に相談することをお勧め。

また、日本ファンクショナルダイエット協会では、妊娠中の人や成長期のお子さんがケトジェニックダイエットを実施することも推奨していません。詳しくは128ページ参照。

Q. 子供もケトジェニックダイエットをやっていいの？

A. 未成年は一般的に活動量が多く、糖質を摂っても消費されてしまいます。肥満などの場合でも、糖質の極度の制限は成長期のカラダの発育を阻害する可能性があるので、もしおこなうならばセミケトジェニック程度に抑えるのが無難です。

Q. ケトジェニックダイエットはどれくらい続けてもいいの？

A. 厳密なケトジェニックダイエットの推奨期間は1ヵ月。それ以上続けたい場合は、糖質制限に理解のあるクリニックで、健康チェックを受けてからにします。セミケトジェニックであれば、長く続けてもかまいません。

Q. 長く続けたら、どこまでも体重が減ってしまうの？

A. ケトジェニックダイエットは必要な栄養素をしっかり摂る食事法です。太っている人は脂肪が減りますが、痩せすぎるということはありません。カラダが本来持っている機能が上手く働き、健康になるので、適正体重がキープできると考えてください。ただし、元々体脂肪率が低い人が健康のために実践したい場合は、セミケトジェニックにしましょう。

Q. 糖尿病の治療をしながら実践してもいいの？

A. 糖尿病の治療で血糖降下剤を飲んでいる人は、糖質制限すると低血糖発作を起こす危険があります。必ず主治医に相談してからにしてください。

Q. 糖質をきっぱりやめたら、どれくらいでケトジェニック状態になるの？

A. 個人差がありますが、一般的には厳密に糖質制限をしてから2〜3日でケトン体回路がオンになるようです。半日糖質をカットしただけで、ケトジェニック状態になる人も。なかなか脂肪が燃えない人のなかには、意外なところで糖質を摂ってしまっていたなんていうことも……。1週間はしっかり糖質をオフして、自分がどのタイプかを見極めたいものです。

Q. 実践中に、途中で糖質を摂ってしまったらどうなるの？

A. せっかくケトン体回路が回り出した頃、我慢できずに糖質を摂ってしまうと、回路はたちまちオフになります。でもほんの少しの糖質ならまだ大丈夫。どれくらいの量の糖質を摂取するとケトン体回路が閉じてしまうのかは、個人差があります。しかし一度オンになった代謝回路は、またすぐオンになりやすいようです。

Q. 食材の計量が大変そうだけど、キッチン用のはかりが必要？

A. 決められた分量の食材をしっかり摂るには、やはりキッチン用のはかりを購入するのが理想的。ただ、慣れると、100gの肉や魚がどれくらいの量なのか、100gの葉野菜の量も目でわかるようになってきます。

Q. 「糖質」「糖類」「糖分」は何がどう違うの？

A. 76ページを参照。

Q. 「糖質」と「炭水化物」は一緒？

A. 違います。73ページを参照。

Q. カロリーゼロの甘味料「ラカントS」の成分表示を見ると「熱量0キロカロリー炭水化物100g」となっていました。カロリーはないけれど糖質があるということ？

A. 糖質はありますが、「ラカントS」の主成分は「エリスリトール」。これは、果実や発酵食品に含まれる天然の「糖アルコール」に分類されます。エリスリトールは、摂取しても90％以上がそのまま排出され、糖質として体内で代謝されないため、血糖値を上げず、インスリンにも影響しません。

Q. 糖質ゼロの表示がある飲料や食品なら安心？

A. 「糖類」がゼロではNGですが、「糖質」がゼロならOKです。ただし人工甘味料を含むので注意が必要。76ページを参照。

Q. いくら糖質がなくても、カロリーが高いものを食べたら太るのでは？

A．太りません。太る原因は、カロリーが高いものを食べることより、糖質を食べて血糖値が上がり、肥満ホルモンといわれるインスリンが出ることです。詳しくは78ページを。

Q．食品の栄養成分表示に「糖質」があったりなかったりするのはなぜ？

A．栄養成分表示は、すべての栄養素に義務づけられているわけでなく、表示すべき事項は5項目。熱量（エネルギー）、タンパク質、脂質、炭水化物（糖質と食物繊維で表示しても可）、ナトリウム（2015年、「食塩相当量」に変更）。炭水化物＝糖質＋食物繊維なので、糖質が表示されている場合は食物繊維も表示されているはず。糖質量が表示されていない場合は、炭水化物量から食物繊維量を差し引けば得られます。そのうち、糖質の表示が義務化されることを期待しましょう。

Q．油脂は、いくら摂ってもいいの？

A．極端に多く摂れば、エネルギーとして燃やしきることができず、やはり体脂肪として蓄えられることになります。

Q.肉が苦手なら、タンパク質は大豆製品で摂っていいの？

A．ＯＫです。肉は動物性タンパク質、豆腐や納豆などの大豆製品は植物性タンパク質です。ケトジェニックダイエットで摂らなければならないミネラルやオメガ3脂肪酸などを考慮すると、動物性タンパク質に軍配が上がりますが、大豆製品も実は優秀なタンパク源です。特に大豆タンパク質の効果は、日本よりアメリカで注目されているほどで、脂肪を燃焼させる効果も認められています。

大豆や大豆製品は肉などに比べてタンパク質の含有量が少ないわりに糖質も含まれているので、食べる量には注意が必要です。ただ、糖の一部である大豆オリゴ糖は消化管で分解されないので、それ自体では血糖値は上げません。逆に、腸内環境をよくする働きもあります。

Q.タンパク質をプロテインで摂ってもいいの？

A．ＯＫですが、プロテインの選び方は慎重に。糖質が添加されていないものをチョイスするのは当然です。プロテインとは、特定の食品からタンパク質を凝縮させたものので、原料となる食品はさまざま。多いのは牛乳から作られるホエイプロテインやカゼインプロテイン、大豆由来のソイプロテイン、卵からはエッグプロテインなど。ただ、これらは食物アレルギーがでやすいタイプ。

オススメは玄米プロテインです。斎藤が開発した「ウルトラ・フード」もそれ。玄米に豊富に含まれるミネラルや食物繊維、ビタミンを損なわないよう、余計な糖質を取り除いた玄米由来のプロテインです。

Q. ケトジェニックダイエットを始めたら便秘気味に……？

A. ケトジェニックダイエットのルールでは、食物繊維を1日20g以上摂ることになっています。この量が毎日クリアできているかどうか、もう一度確認してみてください。

Q. 肉が多いと食物繊維が不足して便秘にならないか心配……。

A. 食物繊維が不足しないように食事を組み立てるのがケトジェニックダイエットで

す。糖質の少ない葉野菜やきのこ、海藻を中心に、1日合計400g程度摂る必要があります。

Q. 効果が出やすい体質と出にくい体質はあるの?

A. 体質=個体差によって、効果の出やすさは違います。特に、血糖値が上がりやすいタイプ、インスリンが出にくい・効きが悪いタイプの人は、効果か出にくいことがあります。

Q. 血糖値を測ってみたいのですが?

A. 血糖自己測定キットが売られているので、それを利用するとよいでしょう。販売許可を持っている薬局、インターネットでも入手できます。ネットショップだと、2009年の薬事法(現医薬品医療機器法)改正の関係で最近では特にセンサー(チップ)の入手が難しくなっているようです。

また、穿刺針は基本的に一回使い捨て。「他人と使い回すわけじゃないから、何回か使いたい」と思うかもしれませんが、衛生的にも問題があるので、一度使用した針は必ず捨てましょう。無論使い回しは厳禁です！

Q. ケトン体は毒だと聞いたことがあるのですが？

A. それは昔、まだ研究されていなかった頃のこと。詳しくは110ページを参照。

Q. ケトン体が出ているか調べる方法は？

A. 「ウロペーパー」で尿中ケトン体を調べる方法は128ページを参照。長く続けている人などは、尿で反応が得られないことが多いので、血中ケトン体の数値を知るのも手。測定するにはクリニックでの血液検査、または前述の血糖値測定器に、ケトン体専用のセンサー（チップ）を取り付ける方法もあります。

Q. ケトン体の試験紙に、なかなか反応が出ないのですが……

A. 反応がない場合には2種類あります。ケトジェニック状態になっていず、ケトン体がもともと出ていない場合と、出ているのに尿中に出ていない場合。後者は、ケトジェニックダイエットを長く続けていると、カラダが効率よくケトン体をエネルギーとして使えるようになり、腎臓のケトン体再吸収能力も高まるためと言われています。

Q.ケトン体が出ると体臭や尿が臭くなるって本当?

A.ケトジェニックダイエットで増加するケトン体はβ-ヒドロキシ酪酸で、強いニオイはほとんどありません。ケトン体とは3種の短鎖脂肪酸の総称で、アセトンアセト酢酸β-ヒドロキシ酪酸のこと。このうち、いわゆるケトン臭と呼ばれるのはアセトンとアセト酢酸のニオイです。アセトンはマニキュアの除光液に含まれる物質で、ツンとしたニオイがします。

Q.ミネラルはサプリメントで摂ってもいいの?

A.食品から摂りにくい場合は、かまいません。サプリメントにもいろいろあるので、添加物が少ない良質のものを厳選することをお勧めします。

Q.油が苦手で、オメガ3脂肪酸がなかなか摂れない

A．えごま油やあまに油は人によって癖があると感じられ、苦手な人もいます。そんな人にお勧めなのがチアシードやくるみ、サチャインチナッツ。1日分ずつパッケージされているものもあって便利。賢く利用しましょう。

Q．タンパク質の摂取量が増えると胃腸に負担がかからないの？

A．胃の弱い人、腸の消化力が弱い人などは、タンパク質や脂質の摂取量が多いと、負担になることもあります。まずは、よく噛むこと。消化の第一段階は噛んで唾液と混ぜることですから、頑張って噛むほど消化しやすくなります。ひとくちで30回以上噛むことをお勧めします。食べ過ぎは論外ですが、タンパク質よりも炭水化物が脂質、とくに脂質は消化吸収に限界があります。お肉がもたれるのは、脂のせいですので、赤身肉やお魚を摂ってください。

Q．肉や卵をたくさん食べるとコレステロールが高くなりそう……

A．日本では長年、コレステロールは敵視されてきました。でも、ようやくその俗説も崩壊しました。コレステロールはカラダにとって不可欠なもの。体内のコレステロールの80％ほどは肝臓で合成されていて、残りが食品から摂るコレステロールです。食事からたくさんコレステロールを摂ると、肝臓でのコレステロール合成が抑えられるため、コレステロールの多い食事を摂ったからと言って、体内のコレステロール量が上がるわけではないのです。

Q. 肉をたくさん食べると大腸がんになりやすいのでは？

A. 大腸がんのリスクは、肉を摂る量ではなく、肉の「質」が問題なのです。健康な牧草で育った牧草牛と、女性ホルモン剤を打たれて穀物で飼育された牛では、肉の質が違います。日本では禁止されている女性ホルモン剤（エストロゲン）は、主に脂肪に蓄積して発がん性の疑いがあります。輸入肉を食べるときは脂肪を避けたり、健康な環境で飼育された肉かどうかを確認しましょう。

Q. 肉の脂身はカラダに悪くないの？

A. 肉の動物性脂肪はカラダに悪いと思い込んでいる人は多いようですが、それは正しくありません。例えば、牛肉の脂肪の大半は中性脂肪で、脂肪酸とグリセロールからなります。この脂肪酸の5割を占めるのがオレイン酸。オレイン酸は「一価不飽和脂肪酸」に分類され、健康によい油とされます。

活性酸素によって酸化した脂肪酸は有害なのですが、オレイン酸は酸化しにくいメリットがあり、オリーブオイルの主成分であり、細胞の膜を健康にします。残りの成分はパルミチン酸やステアリン酸など。どちらも飽和脂肪酸に分類され、これも酸化しにくい特徴があります。体内で安定する安全な脂質が動物性脂肪と言えるのです。

Q. かなり低糖質食なのに血糖値が上がるのはなぜ？

A. 血糖は肝臓が糖を合成することで上昇しますので、糖を摂っていなくても血糖が上昇します。糖質が枯渇すると、カラダの中では血糖をつくる「糖新生」というしくみが働きます（107ページ参照）。

また、血糖値はストレスや睡眠不足などでも上昇することがあります。中には「おはぎを食べたときより、奥さんとケンカしたときのほうが血糖値が上がった」という人もいました。摂った糖質の量と完全に比例するわけではないことを覚えておきましょう。

Q. ココナッツオイルがケトン体を出すなら、たくさん摂ったほうがいいの？

A．何を目的にココナッツオイルを摂るのかによります。ココナッツオイルの抗酸化作用を期待して摂るならば、1日大さじ2杯を目安に摂りましょう。中鎖脂肪酸は腸から吸収された後すぐに肝臓へ運ばれてケトン体をつくります。体脂肪に変わりにくい特徴があるので、いま調理に使っている油をココナッツオイルに置き換えると、結果として痩せることにつながります。増量してもかまいませんが、摂りすぎは下痢になります。

Q. 食事は1日3回、必ず食べないといけないの？

A．必ずしも3食食べなければならないわけではありませんが、1食あたりタンパク質20gまでは吸収がいいので、やはり3回に分けてタンパク質を摂取したほうがいいでしょう。朝食は体内時計をリセットするので、朝食ぬきは睡眠周期が乱れストレス太りの原因になるため注意です。

Q. 甘い物がどうしても食べたい！　食べないとイライラ……

A. それは、糖質中毒、糖質依存症による症状です。アルコール依存、薬物依存などと同じで、そこで糖質を摂ってしまっては、また食べたくなってしまいます。病気のひとつだと考え、この際、しっかり糖質を断って治療するのが賢明です。これまで、ケトジェニックダイエットを実践してきたみなさんを見ていると、糖質を控えているうちに、甘い物も少しで満足できるようになります。

Q. 乳製品はNGなのにヨーグルトやチーズはいいの？

A. ヨーグルトやチーズは、発酵によって乳糖が減るため、ＯＫ食材に入っています。ただ、チーズもヨーグルトも、食物アレルギーのリスクがあるので、食べすぎないようにしましょう。

解説

一言で表現すると「ミラクルが起きる食事法」

ケトジェニックダイエットアドバイザー　蓮見則子

年の暮れも押し迫るその日。私は斎藤糧三先生らと、標高1000メートルの農場で薄い白衣に身を包み、雪に降られていました。あまりの寒さに歯がカチカチ音を立て「私いま、なぜここにいるの？」と、心の声。

そこは、大分県久住高原にある、九州大学農学部附属農場です。国産の黒毛和牛を牧草だけで育てあげる「Qビーフ」の研究所にお邪魔したのでした。斎藤先生はと言えば、ちらつく雪もなんのその、夢にまで見た健康牛達に会えた喜びでニヤニヤが止まらない様子。

斎藤先生と初めてお会いしたのは、女性誌の誌上ダイエット企画でした。アラフィフ女子達が誌上でダイエットをするのです。その連載を担当していた私はいつも、リバウンドせず、健康的に痩せられる方法を探していました。そんな折、ふとPR会社の方から「肉をたくさん食べて痩せるダイエットがありますよ」と教えていただいたのです。

その頃、「ケトン体」などという言葉すら知らなかった私は、ご多分に漏れず「えー、どうして肉を食べて痩せられるの～?」と聞いてしまいました。「なにせスイスイ痩せるんです。1週間で5kgも痩せたりするらしいですよ」という答えに、ますます懐疑的に。そこでさっそく送ってもらったのが、斎藤先生が2013年に書かれたケトジェニックダイエットの本。

な～んだ、糖質制限しなきゃいけないのね、とは思いましたが、この世代の女子にとって、タンパク質をきちんと摂って痩せることは正しいことに違いない! と企画することを即決。いそいそと斎藤先生に取材に行ったのです。それが最初でした。

糖質制限がそれほど認知されていなかった当時、「肉を食べて痩せる」というキャッチフレーズは、バナナダイエットなどのように流行の(それもリバウンド必至の!)単品ダイエットだろうと、誤解されているフシがありました。それでもそのダイエット企画では、全員がきっちり痩身効果を見せたのはもちろん、驚くべき健康効果も実証してくれたのです。

自分でも実践し「これはミラクルなダイエット(痩身法というよりは健康になれる

食事法）に出会ってしまったかも！」という思いでいっぱいになりました。

時を同じくして、私は股関節唇損傷、及び変形性股関節症と診断されます。ランニングや長距離ウォーキングなど、股関節に負担の大きい運動を禁止されてしまい、せっかく引き寄せた「健康」が自分からスーッと遠ざかっていく気がしていました。

ちょっと落ち込んでいたところに、ふと目に飛び込んできた言葉があったのです。


健康な状態とは快活であること…

「病気がない状態」が「健康」ではない。


斎藤先生の「機能性医学研究所」のホームページを開いたときのこと「機能性医学とは」というページでふと見つけた2行でした。

なるほど。病名をつけられたからといって、私は全然不健康ではない。それどころか、ちゃんと「快活」という言葉が当てはまる。私は健康でなくなったわけじゃなかったんだ！

その2行だけでやたら元気になると同時に、そんなふうに人をポジティブにしてしまう斎藤先生の存在がぐっと大きくなった瞬間でした。当然、先生の提唱するケトジェニックダイエットと機能性医学の関係に吸い寄せられていきました。

人は野菜とお米で生きていけるのだ〜と豪語し、わずかな動物性タンパク質で20代から50代になるまでを過ごしていた私でしたが、ケトジェニックダイエットを始めてみると、手のひらを返したように、すっかり肉食女子の仲間入り。以前より大食漢になり、そして痩せていく私を見て、みんなが驚きます。

あれだけ炭水化物まみれだったくせに、糖質を摂らないと決めたらあっという間です。２週間ほどでほとんど食べたいと思わなくなりました。最初は「いつまで続くのかな」と疑っていたオットも、進んで協力態勢。朝食にも時間をかけ、いろいろな食材をふんだんに摂るようになり、テーブルの上がバラエティ豊かになりました。

外食でもソースやドレッシングなどを避けるので、味覚が敏感になるのがわかります。特に甘い&塩辛い、つまり味の濃い物が苦手になり、素材の味がわかるシンプルな料理を好むように。周囲にはケトジェニックな食事をする人が増えていきました。

そして、川の流れに乗っかるようにして、私は斎藤先生が副理事を務める一般社団法人日本ファンクショナルダイエット協会（ＪＦＤＡ）の会員になり、「ケトジェニックダイエットアドバイザー」にも認定していただいたのです。

ケトジェニックダイエットアドバイザーと聞くと、痩せる指導をする役割と思われがちです。でも、「食で日本を健康にします」というキャッチフレーズが象徴するように、協会会員はケトジェニックダイエットの知識を広めるのが第一の任務。現在、120名を超えたアドバイザーたちは、ことあるごとにSNSや自分の仕事の領域などで、この食事法のメリットを発信しています。こうしてじわじわと「ケトン体」「ケトジェニック」というワードを見かけるようになったのはとても嬉しいのですが、同時に、WEB上などには誤った情報があふれ出ています。

いちばんの問題は「間違った糖質制限」で健康を害する人が増えること。これは斎藤先生がいちばん懸念していることでもあります。

同時に「ケトジェニックダイエット」が正しく理解されず、私たちが提唱している食事法とは違う形で紹介されていたりするのも、やっかいな問題だと感じていました。

日本ファンクショナルダイエット協会のケトジェニックダイエットは、斎藤先生の機能性医学（その中でも主にファンクショナル栄養学）をベースにしているため、説明が難しい部分があります。特に、40代以上の女性は長文を読むのが苦手になったり、読んだつもりでも頭に入っていなかったり……。医学的な言葉が書いてあればあるだけ、とっつきにくいと感じてしまいます。

そんな友人知人をたくさん見てきているからこそ、できるだけわかりやすい文章にした「誰でもわかるケトジェニック本」が必要だと思っていました。

この本がまさにそれです！

斎藤先生は、ドクターでありながら上から目線で話をしない人。誰にでも同じ目線で話をします。ケトジェニックダイエットアドバイザー養成講座（通称：ケト検）でも、難しい話をユニークなたとえで説明するタイプ。この本が、あたかも斎藤先生がお話しするように、みなさんに伝わればいいなと思っています。

ケトジェニックダイエットは、単なる痩身法を超え、確実に健康増進のできる食事法です。それどころか、がんをはじめとする病気の予防法、さらには治療法としてのエビデンスも、日々アップデートされています。

たくさんの人がこの食事法によって元気になりますように！　願いはひとつです。

あとがき

本書の中でも触れていますが、ケトジェニック的な食事はもともとてんかんの食事療法として100年の歴史がありました。でも、その食事法と我々が提唱しているケトジェニックダイエットでは、実は内容が大きく異なります。

両者に共通しているのは、血液中のケトン体濃度をアップさせるという点。ただし、前者は「低糖質&高脂質食」。一方、後者は「低糖質&高タンパク質食」。同じ糖質制限食でも、摂るべき脂質、タンパク質の〝比率〟が違うのです。

しかも、我々のケトジェニックダイエットは、抗メタボリックシンドローム食であり、アンチエイジング食、アスリートのパフォーマンスアップ食、糖尿病やがんの予防食……と、いろいろな目的があります。

要は「人間の遺伝子に最も適合した食事法であり、本来カラダが持っている機能を引き出すので、健康になれる」ということ。

ケトジェニックダイエットが、痩せることにつながると気づいたのは2010年。

意外にも最近のことでした。血糖値の上昇はインスリンの追加分泌を起こす。たとえ高カロリーのバターを食べても血糖値は上がらないのでインスリンは分泌されず、太らない！　今考えれば当たり前ですが、斎藤を含め、当時は皆信じるのが大変だったものです。

本書が他の「低糖質ダイエット本」と根本的に違うのは、ダイエット本である前に「栄養学の本」であるということ。斎藤が専門とする「機能性医学」に基づいた次世代栄養学の基本が盛り込まれています。単に痩せたい人にだけでなく、いま何らかの不調を抱えている方、健康になりたい方、健康寿命を考える方など、多くの方々に役立つこと請け合いです。

誤ったダイエット法や健康情報があふれる時代の羅針盤として、本書を活用していただければ嬉しく思います。

今日からは、この新しい栄養学があなたの味方です！

２０１６年2月　斎藤糧三

NG（できるだけ避ける） ※ルール：100g当たりの糖質量が10gを超えるものは避ける	
ごはん・パン・麺類	ごはん、パン、麺類
肉・魚・大豆・卵のおかず	焼き鳥(たれ)、焼き肉(たれ)、豚の角煮、ハンバーグ、ミートボール、メンチカツ、コロッケ、トンカツ、天ぷら、フライ、カレー、ビーフシチュー、ビーフストロガノフ、クリームシチュー、クリーム煮、グラタン、ギョーザ、シューマイ、オイスターソース炒め、回鍋肉、酢豚、つくね、ピーマンの肉詰め、もつ煮、肉じゃが、豚汁、いも煮、すき焼き、南蛮漬け、焼き魚の甘酢あんかけ、煮魚、かまぼこ、さつま揚げ、ちくわ、はんぺん、魚肉ソーセージ、揚げ出し豆腐、肉豆腐など
果物	りんご、みかん、パイナップル、バナナ、ぶどう、ライチ、キウイフルーツ、かき、なし、西洋なし、プルーン、マンゴー、ネーブル、さくらんぼ(国産)、ざくろ、いちじくなど

ケトジェニックダイエット 食べてOK・NG　早見表

食べてOK ※ルール：100g当たりの糖質量が10g未満のものはOK	
ごはん・パン・麺類	五分米(精白米)、重湯(精白米)、こんにゃく入りのごはん、寒天入りの麺など、低糖質(100g中10g未満)のものはOK
肉・魚・大豆・卵のおかず	ステーキ、ソテー、オーブン焼き、ローストビーフ、焼き肉(塩)、ホイル焼き、焼き鳥(塩)、素揚げ類、レバにら炒め、水炊き・しゃぶしゃぶ類(たれはポン酢)、焼き魚、刺身、ムニエル、蒲焼き、酒蒸し、オムレツ、厚焼き玉子、ゴーヤチャンプルー、茶碗蒸し、かに玉、卵とじ、ゆで卵、温泉卵、ポーチドエッグ、卵豆腐、納豆、冷奴、湯豆腐、生ゆば、生揚げ、テンペ、豆腐ステーキなど
果物	アボカド、いちご、グレープフルーツ、ブルーベリー、すいか、メロン、もも、オレンジ、びわ、あんず、パパイア、なつみかん、ゆず、レモン、かぼす、すだちなど

NG（できるだけ避ける） ※ルール：100g当たりの糖質量が10gを超えるものは避ける	
野菜のおかず	五目豆など（甘く煮付けた大豆）、いんげん豆・きんとき豆・ひよこ豆の煮物やスープ、かぼちゃの煮物、ポタージュスープ、コーンスープ、パンプキンスープ、れんこん・ごぼうのきんぴら、にんじんのグラッセ、甘酢和え、ふろふきだいこん（甘みそ）、根菜の煮物、甘い味付けの煮物、バターコーン、ゆでそらまめ、ふかしいも、フライドポテト、ポテトサラダ、かぼちゃサラダ、とろろ汁、ながいも短冊、とろろこんぶ、梅干しなど
間食	甘いお菓子類全般（和菓子、洋菓子ともに）、ドライフルーツ、飴、ガム、せんべい、ビスケット、甘いヨーグルト、こんにゃくゼリー（甘いもの）、フルーツゼリー、わらびもち、くずきり、甘栗、バターピーナッツ、カシューナッツ、アーモンド（フライ、味付け）、落花生など
清涼飲料水	甘い清涼飲料水、果物のジュース（糖質が添加されているもの）、人工甘味料入りの甘いドリンク、スポーツドリンク、アミノ酸飲料など
アルコール	ビール、発泡酒、日本酒、梅酒、紹興酒、酎ハイ、カクテルなどの甘いアルコール、甘口ワインなど
調味料	ウスター・中濃・濃厚ソース、たまり醤油、固形コンソメ、顆粒風味調味料、トマトペースト、ケチャップ、ノンオイル和風ドレッシング、甘みそ、カレールウ、酒かす、みりん

食べてOK ※ルール：100g当たりの糖質量が10g未満のものはOK	
野菜のおかず ※根菜以外	えだまめ、納豆、青菜のお浸し、白和え、煮浸し、ごま和え、おろし和え、温野菜(根菜以外)、サラダ(ドレッシングは甘くないもの)、マリネ、網焼き、バーニャカウダ、野菜のスープ、味噌汁、スープ煮、野菜炒め、ナムル、焼きなす、もろきゅう、ピクルス、カポナータ、焼き野菜、きのこのホイル焼き、きのこのガーリックソテー、スティック野菜、アボカドサラダ、こんにゃくの炒め煮、しらたきのきんぴら、めかぶ、もずく、わかめ酢の物など
間食	ローストアーモンド、マカダミアナッツ、ヘーゼルナッツ、くるみ、カカオ比率が高いチョコレート(糖質量が少ないもの)、おしゃぶりこんぶ、チーズ(少量)、プレーンヨーグルト、大豆バー(甘くないもの)、ところてん(酢醤油)など
清涼飲料水	緑茶、ウーロン茶、麦茶、ミネラルウォーターなど甘くないドリンク、野菜ジュース、無調整豆乳、ココナッツウォーター・ミルクなど
アルコール ※適量以上は控える	焼酎(ホワイトリカー、本格焼酎)、ウイスキー、ブランデー、ウォッカ、ジン、ラム、辛口ワインなど
調味料	豆板醤、めんつゆ(ストレート)、トマトピューレ、フレンチドレッシング、サウザンアイランドドレッシング、マヨネーズ(全卵・卵黄型)、穀物酢、米酢、ぶどう酢、りんご酢など

食材の糖質量リスト

糖質は1食20g以下が目安です！

糖質リストを参考にして、ケトジェニックダイエットを始めましょう。

※おもな食品の日ごろ食べる1食当たり（＝可食常用量）の糖質量と熱量（カロリー）です
※備考欄の「小」は小さじ、「大」は大さじ、「C」はカップ

食品名	常用量(g)	糖質量(g)	熱量(kcal)	目　安	100g当たり糖質量	備　考
米・ごはん						
玄米ごはん	150	51.3	248	1膳	34.2	
精白米ごはん	150	55.2	252	1膳	36.8	
胚芽米ごはん	150	53.4	251	1膳	35.6	
全粥（精白米）	220	34.3	156	1膳	15.6	
もち	50	24.8	118	切り餅1個	49.5	
赤飯	120	48.8	227	茶碗1杯	40.7	
きりたんぽ	90	41.2	189	1本	45.8	
パン・麺						
ビーフン	70	55.3	264	1人分	79.0	
食パン	60	26.6	158	6枚切1枚	44.4	1斤＝約360～400g
フランスパン	30	16.4	84	1切れ	54.8	1本＝250g
ロールパン	30	14.0	95	1個	46.6	バターロール
クロワッサン	30	12.6	134	1個	42.1	
ナン	80	36.5	210	1枚	45.6	
うどん（ゆで）	250	52.0	263	1玉	20.8	
そうめん	50	35.1	178	1束	70.2	
中華麺（蒸し）	170	62.1	337	1玉	36.5	
そば（ゆで）	170	40.8	224	1玉	24.0	小麦粉65％
スパゲティ（乾）	80	55.6	302	1人分	69.5	
粉・粉製品						
ギョーザの皮	6	3.3	17	1枚	54.8	
シューマイの皮	3	1.7	9	1枚	56.7	

食品名	常用量(g)	糖質量(g)	熱量(kcal)	目　安	100g当たり糖質量	備　考
コーンフレーク	25	20.3	95	1人分	81.2	
小麦粉(薄力粉)	9	6.6	33	大1	73.4	小1＝3g・1C＝110g
パン粉(乾)	3	1.8	11	フライ用衣	59.4	小1＝1g・大1＝3g・1C＝40g

いも・でんぷん類

食品名	常用量(g)	糖質量(g)	熱量(kcal)	目　安	100g当たり糖質量	備　考
こんにゃく	50	0.1	3	おでん1食分	0.1	1丁＝約250g
さつまいも	60	17.5	79	$\frac{1}{3}$〜$\frac{1}{4}$個	29.2	廃棄10%　1個＝約250g
さといも	50	5.4	29	中1個	10.8	廃棄15%　1個＝約60g
じゃがいも	60	9.8	46	$\frac{1}{2}$個	16.3	廃棄10% 1個＝約130〜150g
フライドポテト	50	14.7	119		29.3	
ながいも	50	6.5	33	$\frac{1}{9}$本	12.9	廃棄10% 1本＝500g
片栗粉	3	2.4	10	小1＝3g	81.6	大1＝9g・1C＝130g
春雨	10	8.3	34	和え物1食分	83.1	

豆・大豆製品

食品名	常用量(g)	糖質量(g)	熱量(kcal)	目　安	100g当たり糖質量	備　考
えんどう(ゆで)	30	5.3	44		17.5	1C＝130g
大豆(ゆで)	50	1.4	90		2.7	
木綿豆腐	135	1.6	97	$\frac{1}{2}$丁	1.2	1丁＝270g
絹ごし豆腐	135	2.3	76	$\frac{1}{2}$丁	1.7	1丁＝270g
生揚げ(厚揚げ)	135	0.3	203	大1丁	0.2	
油揚げ	30	0.4	116	1枚	1.4	
がんもどき	95	0.2	217	1個	0.2	
高野豆腐	20	0.8	106	1個	3.9	
糸引き納豆	50	2.7	100	1パック	5.4	
挽きわり納豆	50	2.3	97	1パック	4.6	
おから	40	0.9	44	卯の花1人分	2.3	
無調整豆乳	210	6.1	97	1本	2.9	1C＝210g
生ゆば	30	1.0	69			3.3

種実類

食品名	常用量(g)	糖質量(g)	熱量(kcal)	目　安	100g当たり糖質量	備　考
アーモンド(フライ・味付)	50	5.2	303	35粒	10.4	10粒＝約15g
カシューナッツ(フライ・味付)	30	6.0	173	20粒	20.0	10粒＝約15g
ぎんなん(ゆで)	10	3.2	17		32.3	

食品名	常用量(g)	糖質量(g)	熱量(kcal)	目　安	100g当たり糖質量	備　考
くるみ(いり)	6	0.3	40	1個	4.2	1個＝約6g
ココナッツミルク	50	1.3	75	¼C	2.6	
ごま(乾)	3	0.2	17	小1	7.6	小1＝3g・大1＝9g・1C＝120g
ごま（いり）	3	0.2	18	小1	5.9	
ピスタチオ(いり、味付)	40	4.7	246	40粒	11.7	廃棄45%　殻付き1個＝2g
マカデミアナッツ(いり、味付)	50	3.0	360		6.0	
落花生(いり)	40	5.0	234	30粒	12.4	廃棄27% 殻付き1個＝2g
バターピーナッツ	40	4.5	237	40粒	11.3	

野菜類

食品名	常用量(g)	糖質量(g)	熱量(kcal)	目　安	100g当たり糖質量	備　考
グリーンアスパラ	30	0.6	7	太1本	2.1	
えだまめ	50	1.9	68	1食分	3.8	廃棄45%　さや付き90g
スナップえんどう	50	3.7	22	付け合わせ	7.4	1本＝10g
おかひじき	60	0.5	10	1食分	0.9	みるな
オクラ	20	0.3	6	2本	1.6	廃棄15%　1本＝15g
かぶ(根)	50	1.6	10	小1個分	3.1	廃棄9%　中1個＝60g
西洋かぼちゃ	50	8.6	46	5㎝角1個	17.1	廃棄10%　1個＝1～1.5kg
カリフラワー	80	1.8	22	サラダ1食分	2.3	廃棄50%　1個＝350～500g
キャベツ	50	1.7	12	中葉1枚	3.4	廃棄15%　中1個＝約1kg
きゅうり	50	1.0	7	½本	1.9	中1本＝100g
ごぼう	60	5.8	39	⅓本	9.7	廃棄10%　中1本＝200g
こまつな	80	0.4	11	お浸し1人分	0.5	廃棄15%
ししとうがらし	4	0.1	1	1本	2.1	廃棄10%
しょうが	20	0.9	6	1かけ	4.5	廃棄20%　1個＝25g
ズッキーニ	100	1.5	14	½本	1.5	1本210g
セロリ	50	0.9	8	½本	1.7	廃棄35%　1本＝150g
だいこん	100	2.7	18	煮物1食分	2.7	廃棄10%　中1本＝800g～1kg
切干だいこん	10	4.7	28	煮物1食分	46.8	
たまねぎ	100	7.2	37	煮物1食分	7.2	中1個＝200g
とうもろこし	90	12.4	83	½本	13.8	廃棄50%　1本＝350g
トマト	150	5.6	29	中1個	3.7	
トマト(ホール缶)	100	3.1	20		3.1	固形量
トマトジュース	180	5.9	31	コップ1杯	3.3	

食品名	常用量(g)	糖質量(g)	熱量(kcal)	目 安	100g当たり糖質量	備 考
なす	80	2.3	18	煮物１食分	2.9	廃棄10%　１本＝90g
にんじん	30	1.9	11	煮物１食分	6.4	中１本＝150g
にんにく	7	1.4	9	１かけ	20.6	廃棄８%　１個＝55g
白ねぎ	50	2.5	14	煮物１食分	5.0	廃棄40%　１本＝150g
はくさい	100	1.9	14	葉中１枚	1.9	
ピーマン	25	0.7	6	１個	2.8	廃棄15%　１個＝30g
ブロッコリー	50	0.4	17	付け合わせ1食分	0.8	廃棄50%　１株300g
もやし	40	0.5	6	付け合わせ1食分	1.3	
レタス	20	0.3	2	付け合わせ1食分	1.7	
れんこん	30	4.1	20	煮物１食分	13.5	廃棄20%　１節250g

漬物

梅干	10	1.9	10	１個	18.6	
たくあん	20	2.3	13	２切れ	11.7	
キムチ	20	1.0	9	小皿１皿	5.2	

果物類

アボカド	80	0.7	150	$\frac{1}{2}$個	0.9	廃棄30%　１個＝230g
いちご	75	5.3	26	５粒	7.1	１粒＝15g
かき	100	14.3	60	$\frac{1}{2}$個	14.3	廃棄９%　１個＝220g
キウイフルーツ	120	13.2	64	１個	11.0	廃棄15%　１個＝150g
グレープフルーツ	160	14.4	61	$\frac{1}{2}$個	9.0	廃棄30%　１個＝450g
さくらんぼ国産	60	8.4	36	10粒	14.0	廃棄10%　１粒＝７g
すいか	180	16.6	67	$\frac{1}{16}$個	9.2	廃棄40%　１個＝約５kg
なし	120	12.5	52	中$\frac{1}{2}$個	10.4	廃棄15%　１個＝280g
西洋なし	120	15.0	65	中$\frac{1}{2}$個	12.5	廃棄15%　１個＝280g
パイナップル	180	21.4	92	$\frac{1}{6}$個	11.9	廃棄45%　１個＝２kg
バナナ	100	21.4	86	１本	21.4	廃棄40%　１本＝160g
ぶどう	45	6.8	27	$\frac{1}{2}$房	15.2	廃棄15%　１房＝110g
メロン	100	9.8	42	$\frac{1}{4}$個	9.9	廃棄50%　１個＝約800g
もも	170	15.1	68	１個	8.9	廃棄15%　１個＝200g
りんご	100	13.1	54	$\frac{1}{2}$個	13.1	廃棄15%　１個＝250g
レモン	60	4.6	32	$\frac{1}{2}$個	7.6	１個＝120g

食品名	常用量(g)	糖質量(g)	熱量(kcal)	目　安	100g当たり糖質量	備　考
きのこ類						
えのき	20	0.7	4	汁物1食分	3.7	
生しいたけ	14	0.2	3	1枚	1.4	1枚＝15g
干ししいたけ	3	0.7	5	1枚	22.4	
しめじ	20	0.2	3	汁物1食分	1.1	
エリンギ	20	0.6	5	1本	3.1	
まいたけ	20	0.0	3	汁物1食分	0.0	
マッシュルーム	15	0.0	2	1個	0.0	
まつたけ	30	1.1	7	中1本	3.5	
海藻類						
ひじき	10	1.3	14	煮物1食分	12.9	
カットわかめ	2	0.1	3	酢の物1食分	6.2	
わかめ(生)	20	0.4	3	酢の物1食分	2.0	
めかぶ	50	0.0	6	1食分	0.0	
もずく	50	0.0	2	1食分	0.0	
乳製品						
牛乳	210	10.1	141	1本	4.8	小1＝5g・大1＝15g・1C＝210g
低脂肪乳	210	11.6	97	1本	5.5	小1＝5g・大1＝15g・1C＝210g
生クリーム(乳脂肪)	100	3.1	433	½パック	3.1	
生クリーム(植物性脂肪)	100	2.9	392		2.9	
ヨーグルト全脂無糖	100	4.9	62	1食分	4.9	
プロセスチーズ	20	0.3	68	角チーズ厚さ1㎝	1.3	
調味料						
ウスターソース	6	1.6	7	小1	26.3	大1＝18g
中濃ソース	6	1.8	8	小1	29.8	大1＝18g
濃厚ソース	6	1.8	8	小1	29.9	大1＝18g
濃口しょうゆ	6	0.6	4	小1	10.1	大1＝18g
固形コンソメ	5	2.1	12	1食分使用量	41.8	
めんつゆストレート	100	8.7	44	1食分	8.7	
かき油(オイスターソース)	6	1.1	6	小1	18.1	小＝6g・大＝18g

食品名	常用量(g)	糖質量(g)	熱量(kcal)	目安	100g当たり糖質量	備考
ケチャップ	5	1.3	6	小1	25.6	大1＝15g
ノンオイル和風ドレッシング	15	2.4	12	大1	15.9	小1＝5g
フレンチドレッシング	15	0.9	61	大1	5.9	小1＝5g
サウザンアイランドドレッシング	15	1.3	62	大1	8.9	小1＝5g
マヨネーズ(全卵型)	12	0.5	84	大1	4.5	小1＝4g
マヨネーズ(卵黄型)	12	0.2	80	大1	1.7	小1＝4g
甘みそ	18	5.8	39	大1	32.3	
淡色辛みそ	18	3.1	35	大1	17.0	
赤色辛みそ	18	3.1	33	大1	17.0	
カレールウ	25	10.3	128	1人前	41.0	
酒粕	20	3.7	45	1食分	18.6	
穀物酢	5	0.1	1	小1	2.4	大1＝15g
米酢	5	0.4	2	小1	7.4	大1＝15g
みりん	6	2.6	14	小1	43.2	大1＝18g

飲み物

食品名	常用量(g)	糖質量(g)	熱量(kcal)	目安	100g当たり糖質量	備考
清酒	180	8.1	193	1合	4.5	
ビール	353	10.9	141	1缶＝350mL	3.1	(100mL：100.8g)
発泡酒	353	12.7	159	1缶＝350mL	3.6	(100mL：100.9g)
ワイン(白)	100	2.0	73	ワイングラス1杯	2.0	1本＝720mL
ワイン(赤)	100	1.5	73	ワイングラス1杯	1.5	1本＝720mL
ワイン(ロゼ)	100	4.0	77	ワイングラス1杯	4.0	1本＝720mL
紹興酒	50	2.6	64		5.1	
焼酎甲類	180	0.0	371	1合	0.0	ホワイトリカー
焼酎乙類	180	0.0	263	1合	0.0	本格焼酎
ウイスキー	30	0.0	71	1杯	0.0	
ブランデー	30	0.0	71	1杯	0.0	
ウォッカ	30	0.0	72	1杯	0.0	
ジン	30	0.0	85	1杯	0.1	
ラム	30	0.0	72	1杯	0.1	
梅酒	30	6.2	47	1杯	20.7	

食品名	常用量(g)	糖質量(g)	熱量(kcal)	目　安	100g当たり糖質量	備　考
肉類						
牛サーロイン赤肉	100	0.4	317		0.4	
牛ヒレ赤肉	100	0.3	223		0.3	
牛舌	50	0.1	135		0.1	
ローストビーフ	50	0.5	98	2～3枚	0.9	
豚ロース赤肉	100	0.3	150		0.3	
豚ヒレ赤肉	100	0.2	115		0.2	
ベーコン	20	0.1	81	1切れ	0.3	
ウインナー	20	0.6	64	1本	3.0	
フランクフルト	50	3.1	149	1本	6.2	
焼き豚	30	1.5	52	3枚	5.1	
鶏もも肉皮付き	100	0.0	253		0.0	
ささみ	100	0.0	114		0.0	
卵類						
卵	50	0.2	76	1個	0.3	廃棄15%　1個＝60g
ピータン	68	0.0	146	1個	0.0	廃棄15%　殻付き1個80g
魚介類と魚介加工品						
あじ開き干し	65	0.1	109	1枚	0.1	廃棄35%　1枚＝100g
うなぎ蒲焼き	60	1.9	176	2切れ	3.1	
かつお	60	0.1	68	刺身5切れ	0.1	
塩ざけ	100	0.1	199	1切れ	0.1	
さんま	85	0.1	264	1尾	0.1	廃棄30%　1尾＝120g
まぐろ	60	0.1	211	刺身5切れ	0.1	
かき	15	0.7	9		4.7	廃棄75%　殻付き60g
しじみ	30	1.3	15	味噌汁1杯分	4.3	廃棄75%　殻付き120g
塩辛	20	1.3	23	大1	6.5	
練り製品						
蒸しかまぼこ	20	1.9	19	1㎝	9.7	1本＝200g
かに風味かまぼこ	20	1.8	18	1本	9.2	
焼きちくわ	20	2.7	24	1/4本	13.5	1本＝90g

食品名	常用量(g)	糖質量(g)	熱量(kcal)	目　安	100g当たり糖質量	備　考
はんぺん	25	2.9	24	1/4枚	11.4	大1枚=100g
さつまあげ	40	5.6	56	1/2枚	13.9	1枚=75g
魚肉ソーセージ	40	5.0	64	1/2本	12.6	1本=75g

出典：『高雄病院　Dr.江部が食べている「糖質制限」ダイエット1ヵ月献立レシピ109』（講談社）

斎藤糧三（さいとう・りょうぞう）
1973年東京都生まれ。医師。1998年に日本医科大学を卒業後、産婦人科医に。現在、日本機能性医学研究所所長、一般社団法人日本ファンクショナルダイエット協会副理事長、ナグモクリニック東京・アンチエイジング外来医長、サーモセルクリニック院長。遅延型フードアレルギー検査をいち早く導入し、腸内環境の再生によってアレルギーなどの慢性疾患を根治に導く次世代型医療・機能性医学を日本に紹介、日本人として初めての認定医になる。栄養療法、アレルギーの根本治療、ケトジェニックダイエット指導、更年期症候群の治療、アスリートの栄養管理など、得意分野は多岐にわたる。著書に『慢性病を根本から治す「機能性医学」の考え方』（光文社新書）など。

糖質制限《とうしつせいげん》＋肉食《にくしょく》でケトン体回路《たいかいろ》を回《まわ》し健康的《けんこうてき》に痩《や》せる！
ケトジェニックダイエット

2016年２月23日　第１刷発行
2021年10月７日　第６刷発行

著者　斎藤糧三《さいとうりょうぞう》

装丁・扉・目次　株式会社 tobufune
構成　蓮見則子
協力　名和裕寿（株式会社SDM）
編集　依田則子

発行者　鈴木章一
発行所　株式会社講談社
〒112-8001 東京都文京区音羽2-12-21
電話　出版　03-5395-3522　販売　03-5395-4415
業務　03-5395-3615

印刷所　株式会社新藤慶昌堂
本文組版　朝日メディアインターナショナル株式会社
製本所　株式会社国宝社

ISBN978-4-06-219961-2　255p　18cm　N.D.C.595